AF349242

Mucho más que PECHUGA y LECHUGA

JULIA PALACIOS

Mucho más que PECHUGA y LECHUGA

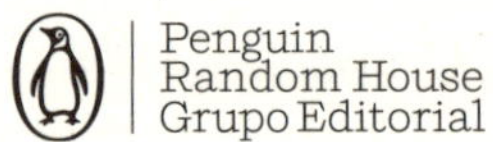

Primera edición: mayo de 2026

© 2026, Julia Palacios Loro (@gazpachodepoleo), por el texto
© 2026, Penguin Random House Grupo Editorial, S. A. U.
Travessera de Gràcia, 47-49. 08021 Barcelona
© 2026, Ester Pantano (@esterpantanopsicologa), por el prólogo
Imágenes del interior: iStock

Printed in Spain – Impreso en España

ISBN: 978-84-02-43110-3
Depósito legal: B-4.187-2026

Compuesto por Juan Carlos Bermudo
Impreso en Huertas Industrias Gráficas, S. A.
Fuenlabrada (Madrid)

BG 31103

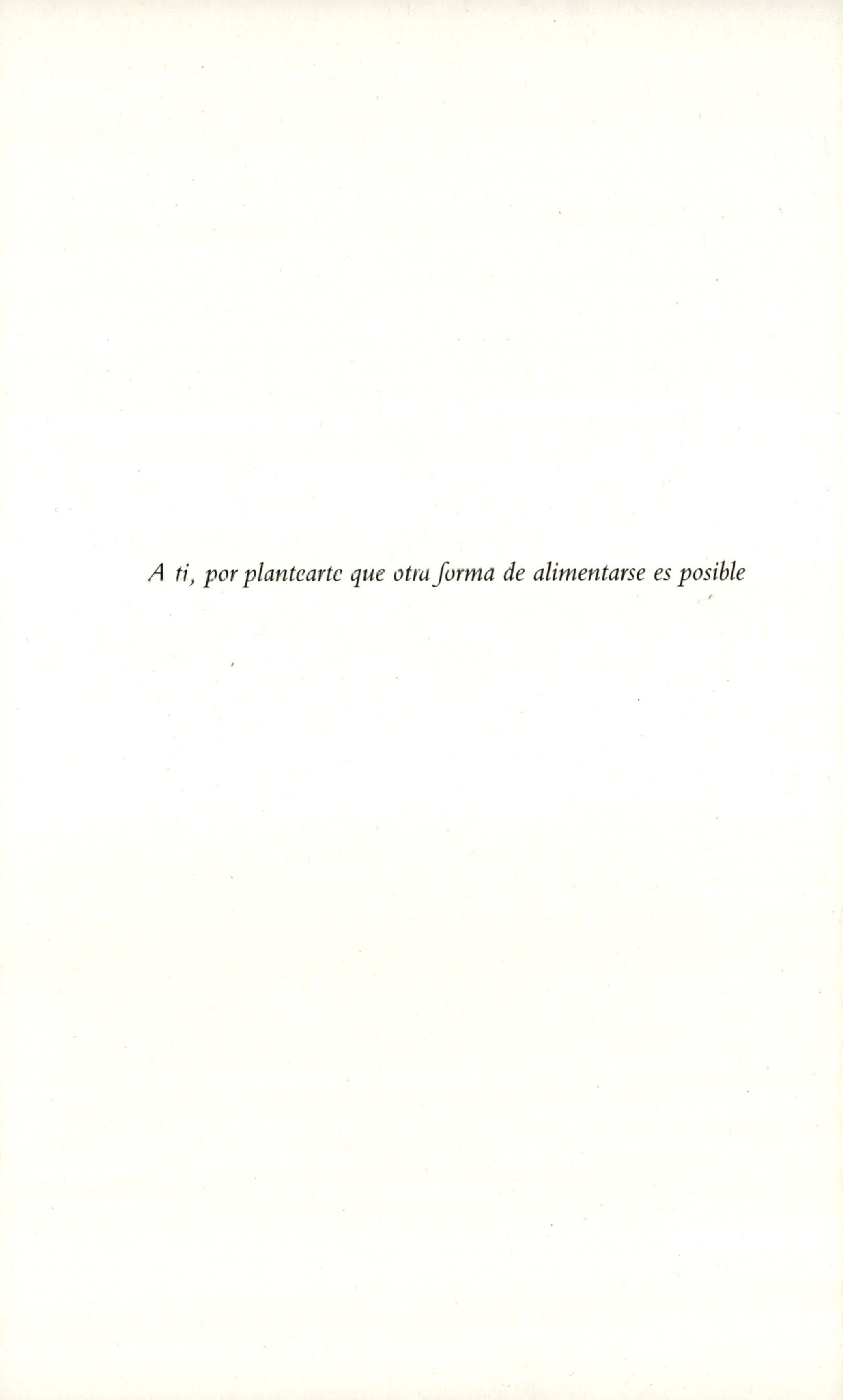

A ti, por plantearte que otra forma de alimentarse es posible

ÍNDICE

PRÓLOGO

Llegué a la cuenta de Julia por su forma de hablar de temas de los que no se suele hablar; sin filtros, de una manera tan directa, clara y transparente que desarma. Y me quedé por su sentido del humor, su ironía y su preocupación real por las personas, que se ha transformado en una lucha para hablar de lo incómodo, de lo invisible, del tabú. Y luego nos hicimos amigas.

Creo que fui una de las primeras personas en saber que iba a escribir un libro.

—Tía, yo no quiero escribir un tostón —me dijo.

Julia es así: coloquial, sincera, directa; es parte de su encanto. Pero también es exigente, se preocupa por hacer las cosas bien, está comprometida con acompañar a cada persona que se cruza en su camino de la mejor manera que puede y sabe, que no es poco, porque, aunque en muchas ocasiones ella no se lo crea, es una pedazo de profesional.

Cuando me pidió que escribiera el prólogo de su libro, lloré. Lloré porque sé que Julia pone el alma en cada cosa que hace y sé también que confiarme el inicio de su primer libro no es moco de pavo. En mitad de una conversación banal, ella, en su línea de ir a lo práctico, me cortó mientras yo estaba hablando y soltó:

—Mira, te lo digo sin rodeos: que si me quieres escribir el prólogo.

Así, como si nada. Y luego, cuando añadió lo siguiente, lloramos las dos:

—Esto lo suele hacer gente más conocida, pero yo he dicho que o lo escribes tú, o no hay prólogo.

Así es Julia: ella hace las cosas como cree que deben hacerse, no como las hace el resto del mundo. Si no lo hace así, no duerme; si no duerme, no rinde, y, si no rinde, pues no le gusta.

Te cuento todo esto porque creo que refleja de una manera muy acertada lo que vas a encontrar aquí; al ser un libro de divulgación escrito por una nutricionista, encontrarás ciencia, realidad y profesionalidad, pero también, y sobre todo, empatía, humanidad y cercanía. Julia trabaja desde hace años con personas que sufren trastornos de la conducta alimentaria y que tienen una mala relación con la comida (que, por desgracia, representan un porcentaje bastante alto de la población), así que en este libro vas a encontrar información basada en estudios, sí, pero también claridad, crítica social y el contexto de todo lo que ocurre alrededor de la alimentación. Y todo ello lo explica desde el cuidado y la preocupación por hacer un buen trabajo (sin duda, lo que hay en este libro va a ser lo mejor que ella pueda hacer, porque me consta que se ha encargado de que así sea) regado con un poquito (o un muchito) de su humor característico.

Cuando pienso en nuestro bienestar, me vienen a la mente muchas escenas de la vida cotidiana. ¿Cuántas veces has debatido contigo misma en un monólogo interior que se asemeja al siguiente: «Hacer deporte es sano, pero ¿quizá estoy haciendo demasiado deporte… o tal vez es demasiado poco? ¿Cuánto deporte es sano? ¿Me estoy pasando? ¿Y si no llego al mínimo? ¿Lo estoy haciendo con el objetivo adecuado? ¿Cuál era el objetivo adecuado? ¿Me estoy cuidando o estoy siendo egoísta? ¿Comer X es autocuidado o autoexigencia?»?.

Hoy en día, hablar de nutrición es meterse en un jardín lleno de contradicciones. Como humanos en general, y como mujeres en particular, estamos expuestos a miles de *inputs*, a muchísima información y consejos, y parece que hacer lo correcto respecto a la alimentación consiste en una cosa diferente cada minuto; y, de hecho, en muchas ocasiones es contradictoria con lo que has visto el minuto anterior.

«¿Qué es más sano: la alimentación intuitiva o lo de tener un plato con todos los componentes nutricionales? Porque, claro, eso no es intuitivo, pero es que, si no, no como lo que me está apeteciendo, y, claro, entonces ¿me estoy restringiendo? ¿O restringir es otra cosa…?». Vamos, que estamos más perdidos que el barco del arroz.

Y ahí que viene Julia a poner un poco de claridad al asunto, a hablar de gordofobia, contexto, biología, privilegios y placer, culpa, presión estética y de muchas más cosas que no estamos acostumbradas a encontrar en un libro de nutrición. Y lo hace acompañada de Marta, una chica con cuyas experiencias abre muchos de los capítulos de este libro y que podría ser cualquiera de nosotras en muchos momentos de nuestra vida.

No sé cuál es tu relación con la comida, si habrás pasado o estarás pasando por un TCA, si tienes claro lo que te viene bien o andas como un pulpo en un garaje buscando una luz. Pero estoy segura de que, sea cual sea tu situación en este momento, este libro te aportará claridad y te acompañará.

A mi amiga Julia: gracias por contar conmigo para poner voz al inicio de este proyecto y por compartir conmigo esos cafés interminables en los que hablamos de cualquier cosa, desde la mejor receta de empanadillas hasta cómo la sociedad te aturulla con la presión estética.

Al final, no solo no has escrito un tostón. Has escrito un librazo más que necesario. Porque Marta somos, un poco, todas.

Ester Pantano
Psicóloga general sanitaria
@esterpantanopsicologa

INTRODUCCIÓN

¿Te imaginas que cada vez que te sientas a comer alguien te sometiese a un interrogatorio?: «¿Qué es eso?», «Pero ¿eso toca ahora?», «¿Te lo vas a comer todo?», «¿No es mucho?», «¿Otra vez pan?», «¿Te quedarás con hambre?», «¿De verdad te mereces ese postre?».

¿Te lo imaginas… o lo vives?

Antes de que te adentres en esta lectura, necesito que tengas algo muy claro: **no estás rota, no necesitas más disciplina ni fuerza de voluntad, ni tampoco otra aplicación que te lea las etiquetas**. No necesitas a nadie que te diga lo que es «correcto» ni lo que debes comer, ni otro papel más en la nevera. No te falta información.

Lo que necesitas es una perspectiva de la alimentación compatible con tu realidad y tu contexto, esa que te permita respetarte como persona y con la que puedas disfrutar sin condiciones.

Comer es esencial para vivir, y no hay negociación posible con esta afirmación, por lo que no debería ser una carga ni un privilegio ni una fuente de culpa.

Nadie debería sentir que tiene que pedir perdón por tener hambre o por no querer pasar una vida contando nutrientes, calorías, porciones…, como si estuviésemos en una permanente oposición al «cuerpo perfecto».

Este libro no viene a ordenarte nada, de hecho, todo lo contrario: viene a desordenar. Porque **nace de una necesidad rebelde: la de acabar con la cultura de la dieta**. Viene a cuestionar todas esas normas rancias que continuamos repitiendo sin pensar.

Como sociedad, nos urge entender que no solo cuenta lo que haces tú como individuo, sino que tu «envoltorio» influye en tus elecciones alimentarias. Y, cuando digo «envoltorio», me refiero a cosas como tus condiciones laborales, tu poder adquisitivo, el clima y las costumbres del lugar donde vives, la educación que has recibido, los cánones estéticos, tu historia de vida, tus gustos y preferencias, tus habilidades culinarias, el tiempo del que dispones… y un largo larguísimo etcétera.

Somos seres humanos que comemos cuando tenemos hambre, y también cuando no.

Comemos por costumbre, por placer, por memoria, por supervivencia, por celebrar, por pertenecer. Y esto no es ningún problema, sino una realidad que debemos entender.

En general, nuestra relación con la comida —con lo que comemos, cómo lo comemos y cómo nos sentimos al hacerlo— deja mucho que desear. Aunque de entrada pueda parecer una exageración, esa sensación se disipa cuando una empieza a darse cuenta de que, desde que nacemos, se nos transmite y refuerza constantemente la idea de que nuestra corporalidad, y el espacio que ocupa nuestro cuerpo, es moldeable. Y no solo eso: es que, encima, se nos hace creer que son cien por cien nuestra responsabilidad, prioridad y obligación. ¿Las piezas clave en este juego de plastilina?: la comida y el ejercicio.

Si mi foco constante es que hay algo en mí que necesita arreglarse —y ese algo es mi cuerpo—, es muy difícil dejar espacio al placer, al disfrute, a la experiencia…, a la paz mental. Nos enseñan que debemos controlar lo que comemos para alcanzar un cuerpo «ideal», que, sorpresa, siempre se asocia con la delgadez. Y el mundo nos recuerda a cada paso que nuestro cuerpo no es suficiente: no es suficientemente delgado, ni suficientemente sano, ni está suficientemente definido, ni suficientemente *algo*… Y, mientras, nos venden un libro de instrucciones para conseguir ese cuerpo «ideal»: las dietas.

Sin embargo, la realidad es que todo esto no termina de funcionar. Y probablemente ya has pasado por ahí más de una vez. Puede que no se llamara «dieta», sino «estilo de vida» o «cambio de hábitos». Al fin y al cabo, todo se resume en lo mismo: controlar tu alimentación de una forma rígida y predeterminada. Pero ¿cuál ha sido el resultado? Siempre el mismo: una relación aún más compleja con tu cuerpo y con la comida. Porque, incluso cuando logras lo que se supone que deberías lograr, sigue sin ser suficiente. Y esta es la trampa de las dietas.

La cultura del «bienestar» nos promete salud; a pesar de eso, muchas veces nos encontramos con culpa. Nos pintan de autocuidado lo que acaba convirtiéndose en autovigilancia.

Y por ese camino nos vamos perdiendo: dejamos de confiar en nosotras y en nuestro cuerpo, tenemos miedo al hambre, sospechamos del placer.

En este punto, empezamos a depender de otra gente que nos diga lo que debemos hacer, lo que está bien y lo que necesitamos, aunque no nos conozcan de nada, porque nosotras ya no entendemos lo que nos pasa. Y la comida está siempre bajo un foco que, en vez de iluminar, quema.

¿Y por qué sé todo esto? Amiga, porque también vivo en este mundo. Y porque acompaño a diario a personas que, aunque desde lugares muy distintos y con vidas muy distintas, me cuentan historias tremendamente similares. Y no es producto del azar, es una construcción social muy rentable para una industria que, cada dos por tres, se saca de la manga un nuevo método «infalible»: pastillas, inyecciones, complementos…, y que está encantadísima de ofrecerte «la solución definitiva» a tus problemas y «defectos».

Y, así, la rueda sigue girando, monótona, asfixiante, implacable. Nos mete en un bucle del que no sabemos salir y nos lleva a vivir la misma historia una y otra vez, hasta que, de tanto repetirse, llegamos al hartazgo.

No es casualidad que te sientas culpable en un sistema que está diseñado para que falles. **Pero ¿y si tú no fueras el problema? ¿Y si lo que falla es el sistema?** Para responder a estas preguntas, necesitamos algo más que una opinión.

No sé cuál es tu objetivo al decidir comprar este libro, pero quiero compartir contigo el mío al escribirlo: **deseo que recuperes la confianza en ti y en tu cuerpo, porque te aseguro que funciona bien tal y como es**. Además, quiero que dispongas de las herramientas necesarias para tomar decisiones alimentarias que realmente favorezcan tu bienestar y que puedas ajustar esas decisiones a los diferentes cambios que, inevitablemente, vivirás a lo largo de la vida. Porque, al fin y al cabo, la vida no es estática, y la alimentación tampoco.

Por si te lo preguntas, no vengo sola: me acompaña la ciencia. Una ciencia que duda, que se revisa y que no generaliza. La que no se olvida de que los cuerpos no vienen en tubos de ensayo y de que la vida no ocurre en «condiciones controladas». Aquella que utiliza un lenguaje accesible, pero no por ello menos preciso o técnico. Por eso encontrarás en cada capítulo un poco de teoría. Sé que a veces puede parecer un rollo, pero la teoría nos sirve para sentar las bases sobre las que poder trabajar. Prometo intentar hacerla amena.

Este libro emplea sarcasmo y ternura a partes iguales. También vas a encontrar verdades incómodas. Voy a hablarte de salud, pero no de esa que nos venden como una lista de tareas, sino de una con una visión más amplia y humana. Voy a contarte cosas que nunca te han contado sobre la alimentación, pero que deberías saber. También voy a hablarte de cómo funciona tu cuerpo de manera natural, sin que tengas que estar supervisándolo cada segundo, y de cómo la cultura alimentaria en la que vivimos, con todas sus normas, exigencias y requisitos, ha convertido una necesidad básica en una fuente constante de estrés.

El objetivo final no es convencerte de nada, sino darte el impulso, las herramientas y los recursos para que puedas empezar a comer con menos culpa y más criterio, con tu criterio. Quiero que respires tranquila, que sepas que no estás sola y que nunca eres ni has sido el problema. Este libro no sustituye un acompañamiento nutricional o terapéutico, así que, si al leerlo se te remueven muchas cosas, te agobias o no sabes qué hacer después, pide ayuda profesional.

También necesito que sepas que **el libro está escrito en femenino**. No es por accidente. Mi realidad profesional es esta: la inmensa mayoría de las personas a las que acompaño son mujeres, y también la mayoría de los mensajes que instan a modificar el cuerpo (su tamaño, forma o aspecto) y la manera de comer están dirigidos a mujeres. Pero eso no significa que sea un libro escrito para mujeres. Si algo de lo que aquí recojo te resuena, con independencia del género con el que te identifiques, eres bienvenida.

Ojalá mis palabras te lleguen y te abracen.

Por último, creo que debo presentarme: **me llamo Julia**. En lo profesional, soy farmacéutica y nutricionista, aunque desde hace varios años «solo» me dedico a la nutrición. Estoy especializada en conducta alimentaria, es decir, en qué comemos, pero también en cómo y por qué comemos lo que comemos No me caso con ningún enfoque particular, pero lo que tengo claro es que mi práctica profesional no está centrada en el peso. En definitiva, ayudo a las personas a las que acompaño a sanar su relación con la comida desde una perspectiva respetuosa y sostenible, remando en favor de la salud (en el sentido más amplio de la palabra) y la autonomía.

Y, en lo personal, soy una mujer que vivió su adolescencia en los dos mil. O sea, sobreviví a la dieta de la piña, a las modelos con medidas imposibles y a las revistas que te decían cómo ser «mujer de verdad»: cómo vestir, cómo ligar y cómo comportarte para encajar en un molde machista mientras te enseñaban a clasificar los cuerpos en categorías ridículas, como si fueran objetos de feria. Pero, además, soy creativa, espontánea y políticamente incorrecta. También soy sensible, y no me incomoda reconocerlo, porque sé que para cambiar las cosas hay que sentirlas.

¡Se me olvidaba! Antes de entrar en el meollo, quiero presentarte también a Marta. Marta es un personaje ficticio, pero está construido a partir de experiencias reales de muchas de las personas con las que he trabajado (y también, en parte, de la mía propia).

A lo largo de este libro, vas a ir conociendo distintas etapas de su historia con la comida, con su cuerpo, con la salud y con las normas que la rodean, así como los intentos de encontrar una forma de alimentarse que no duela. Marta es imperfecta, compleja y muy humana. Como tú, como yo. Como todas.

No está aquí para que la cuestiones ni para que la imites, sino para acompañarte. Puede que te identifiques con ella en algunas cosas y en otras no. Y está bien. Su vivencia no busca encajar en todas las realidades, pero quizá te sirva para mirar con más claridad la tuya.

Y, dicho todo esto, **espero que leas este libro con la mente abierta a escuchar otro discurso, con curiosidad y sin juicio**. También espero que lo subrayes y que hagas anotaciones, que lo repases mil veces y que te sorprenda. Pero, sobre todo, espero que te descubra una nueva forma de sentarte a la mesa. Si alguna vez has pensado que lo estás haciendo mal, has llegado al sitio correcto, porque comer nunca debería ser un problema. ☺

1

¿Y SI LA SALUD FUERA UN VERBO EN PRESENTE CONTINUO?

La salud no es un destino

Son las 7.15 de la mañana y Marta ya ha pospuesto la alarma tres veces. Debe estar a las 8.30 en la oficina y tiene treinta minutos de trayecto en metro. Se levanta de un salto y se va vistiendo por el pasillo. Desayuna un café con un par de galletas a medias, de pie en la cocina, mientras mete la ropa en la lavadora y repasa mentalmente todo lo que tiene que hacer antes de salir.

Se siente mal por no haber preparado algo «más saludable» para desayunar y por no haberse levantado a la primera.

Se siente mal por sentir que nunca tiene tiempo, que siempre va con prisas y, aun así, con la sensación de ir tarde.

Se siente mal, en general.

En la radio, alguien habla de hábitos saludables y de lo importante que es priorizarse. Marta suspira. Su madre, el algoritmo de Instagram, la vecina del quinto, su amiga Inma y la médica de cabecera coinciden: debería hacer ejercicio, dormir más, meditar, reducir el estrés, comer más verdura, hidratarse mejor... En definitiva, debería cuidar su salud.

Pero, cuando llega la noche, lo único que quiere es cenar algo rápido y tirarse en el sofá, porque está completamente agotada.

Hace semanas que no pisa el gimnasio.

Hace meses que no se siente bien.

Hace años que arrastra la sensación de que algo no encaja del todo.

Y, sin embargo, **Marta no ha dejado de intentarlo.**

Marta, al igual que muchas de nosotras, se siente **atrapada en un bucle de exigencias, expectativas, «deberías» y culpa que no le da tregua**. Parece que cuidar de la salud es una carrera con obstáculos invisibles que se multiplican cada día, y que «priorizarse» significa sobrevivir al día sin estallar.

¿Y si el problema no es Marta, ni tú, sino cómo entendemos la salud?

La salud es un pilar básico y fundamental de nuestra sociedad. Una sociedad sin salud —o sin un acceso equitativo o de calidad a ella— es más desigual, más vulnerable y tiene más dificultades para progresar. Tener salud es sinónimo de tener calidad de vida, de modo que ¿cómo no va a ser esto esencial para todas nosotras? Sin embargo, la realidad es que, cuando hablamos de salud, lo primero que se nos viene a la mente es el cuerpo en cifras: el peso, las analíticas, la edad, el porcentaje de grasa corporal y de masa magra… **Pero ¿y si la salud fuese algo más que eso?**

Puede que te estés preguntando qué interés tiene todo esto. Confía en mí, porque realmente lo tiene: «la salud» es uno de los cimientos sobre los que se construyen todos los mensajes que recibimos acerca de las elecciones alimentarias y de cómo debería ser o verse nuestro cuerpo. Por eso, qué menos que entender bien a qué nos referimos —o, mejor aún, a qué nos deberíamos referir— cuando hablamos de salud. Además, y esto es algo que considero muy importante, si no comprendemos de dónde vienen ciertas creencias que tenemos interiorizadas, será mucho más difícil cuestionarlas o cambiarlas. Así que, por favor, dame un voto de confianza.

El término «salud» no es estático, ha cambiado a lo largo del tiempo y sigue haciéndolo. Su definición y los significados que se le asignan han evolucionado en función del contexto histórico, cultural, social y científico. Yo creo que, al final, cada una de nosotras tiene su propia definición de salud. Básicamente, porque somos personas distintas, con experiencias y vivencias diferentes, por lo que construimos nuestra escala de prioridades en función de esto.

Pero, para hacer justicia a la evolución de este concepto desde un punto de vista más técnico, es necesario echar la vista atrás —tampoco vamos a irnos muy atrás, no te preocupes, apenas un par de siglos—. Hasta el siglo XIX, la enfermedad, la salud y la recuperación eran asuntos casi misteriosos. Las enfermedades, en general, se entendían como una especie de maldición, lo que dejaba poco espacio para un tratamiento racional. Pero, con los avances del conocimiento en el ámbito biológico, se pudieron formular explicaciones que tuvieron un impacto revolucionario en el pensamiento médico, lo que cambió el curso de la historia de la humanidad.

El modelo biomédico de la enfermedad se convirtió entonces en el paradigma dominante. Este concebía la salud como ausencia de enfermedad. Asimismo, abordaba la enfermedad como un problema estrictamente biológico, es decir, la «culpa» de enfermar era una alteración fisicoquímica de alguna parte del organismo o de su funcionamiento. **Vaya, que, según este modelo, la salud y la enfermedad dependían enteramente del cuerpo de la persona.**

En 1948, la Organización Mundial de la Salud (OMS) definió la salud como un «estado de completo bienestar físico, mental y social, y no solamente la ausencia de afecciones o enfermedades». Con esta nueva definición, se amplió el horizonte: dejaba de ser simplemente «no estar enferma» para abarcar otras dimensiones esenciales del ser humano.

Sin embargo, **tampoco esta es una definición perfecta**. La idea de un «completo bienestar» resulta, en muchos casos, irreal e incluso inalcanzable, sobre todo si consideramos la complejidad y la variabilidad de la vida cotidiana. Pero eso no significa que no pueda haber salud. Más bien al contrario.

> ## Quizá debamos pensar en ella no como un estado absoluto, sino como un proceso dinámico, flexible y contextual.

Los seres humanos no existimos en el vacío, y no se puede estar sana en una sociedad insana. Ya en 1943, siguiendo esta línea de pensamiento, el médico francés Georges Canguilhem puso encima de la mesa que la salud no era una entidad fija,

sino la capacidad de adaptarse al entorno. Por ello, la salud no la define el médico, sino la propia persona, teniendo presente sus necesidades particulares y los cambios que experimenta a lo largo del tiempo. Además, añade algo que para mí tiene un valor enorme, pues siembra las bases de la dirección hacia la que deberíamos trabajar y que estará presente en todo momento en este libro: el papel del médico —o de cualquier profesional de la salud— no es imponer su decisión y criterio, sino informar, acompañar y ayudar al individuo a adaptarse de manera respetuosa a sus condiciones únicas y características. Este enfoque abre la puerta a pensar **en la salud no como una norma externa, sino como una vivencia interna que tiene sentido solo dentro del contexto vital de cada persona**.

Redefinir la salud es ambicioso y complejo, ya que hay que tener en cuenta muchos aspectos. De hecho, sigue sin existir consenso sobre una definición satisfactoria del concepto «salud».

No obstante, sí que hay algunas cosas que tenemos bastante claras, como que la salud es dinámica y que hay que tener en cuenta las exigencias de la vida y los cambios propios de la edad. Además, también sabemos que debe analizarse desde distintas dimensiones que se entrelazan: **la subjetiva, la objetiva y la social**.

- La **dimensión subjetiva** hace referencia a la **experiencia personal de estar sana, independientemente de un diagnóstico médico**. En esta podemos englobar aspectos como la percepción individual del concepto «salud», los factores emocionales y psicológicos, la relación con nuestro cuerpo, la autonomía y la capacidad funcional...

- La **dimensión objetiva es aquella relacionada con indicadores medibles y observables**, como son los parámetros clínicos —presión arterial, glucosa en sangre, colesterol, resultados de pruebas médicas, etcétera— o la valoración profesional según criterios diagnósticos estandarizados.
- Por último, la **dimensión social** considera cómo el **contexto social, político y cultural influyen en la salud individual**: determinantes sociales de salud, estigma y discriminación, acceso al sistema sanitario, responsabilidad colectiva, normas sociales y culturales...

Entender estas tres dimensiones nos ayuda a alejarnos del reduccionismo biomédico y nos acerca a un enfoque más humano e integral, a una idea de salud que nos incluya a todas nosotras y a todas nuestras circunstancias.

Además de esto, es importante remarcar el papel esencial que tienen los recursos económicos. Porque, sin dinero, ni el acceso a la salud ni el cuidado, ni tampoco la autonomía, están garantizados. Y con esto no me refiero solo a si puedes pagarte la terapia o si puedes comprar pan de masa madre, que también, es que tu economía influye incluso en cuánta energía tienes al final del día, en si puedes coger una baja sin miedo a perder tu trabajo o si puedes llenar el carro de la compra sin hacer malabares, en el tiempo del que dispones para cocinar, para descansar o para moverte, en si puedes delegar cuidados, en la carga mental de llegar a fin de mes… Vamos, en absolutamente todo.

Por último, **debemos aceptar (por mucho que nos cueste) que no podemos exigir salud**. Si le decimos a alguien que «tiene que hacer más ejercicio» o que «tiene que comer más verduras», ¿no crees que es muy probable que se sienta juzgada, presionada y culpable? ¿Realmente esos consejos nos ayudan a estar mejor?

Y no es solo que no podamos exigir salud, es que está demostrado que los enfoques coercitivos —que son aquellos que pretenden conseguir algo mediante la amenaza, el castigo o el control— no solo son ineficaces, sino que resultan dañinos para las personas, pues aumentan el estrés, la ansiedad, la frustración y la sensación de fracaso. Además, vulneran la autonomía, usan medidas paternalistas y reducen el cuidado a la obediencia.

**La salud no es un deber moral
ni una deuda con la sociedad.**

Cada persona tiene derecho a decidir cómo se relaciona con su cuerpo. Asumir qué es «lo mejor» para otro es una forma sutil, y a veces no tanto, de control. Además, si me lo permites y sin la intención de faltar el respeto a nadie, pone de manifiesto la ignorancia que existe sobre el tema. Detrás de ese supuesto interés por la salud ajena suelen esconderse juicios, estigmas y una incomodidad enorme con la diversidad corporal.

Y todo esto sin tener en cuenta que imponer salud borra las desigualdades. Cuando damos por hecho que todas las personas pueden cuidarse igual si se «esfuerzan lo suficiente», estamos invisibilizando las barreras estructurales y las condiciones vitales que escapan al control individual.

En teoría, estar sana parece muy sencillo, pero en la práctica acaba complicándose. **¿Será que la salud se ha convertido en una exigencia más de nuestro día a día?**

Salud para todas, menos si eres pobre, gorda, negra, anciana, disca, trans o estás estresada

En una de las últimas visitas al médico, la doctora le había dicho que caminara más, que comiera mejor, que bajara unos kilos, que durmiera bien y que se tomara las cosas con más calma. Marta salió de la consulta con una lista invisible de tareas pendientes y la sensación de fracaso flotándole en la nuca.

Pensó en su jornada de ocho horas, en los trayectos de ida y vuelta, en los turnos que cubría los fines de semana, en el táper que tenía que llevarse a diario porque no tenía tiempo de volver a comer a casa, en los precios del súper y en la última vez que intentó ir a pilates, pero no llegó porque se le hizo tarde trabajando. Pensó en su cuerpo, en el que lleva años habitando con vergüenza, y en lo fácil que parecía todo cuando se lo decía alguien que, en este caso, no tenía ni idea de cómo era en realidad su vida.

Salud, sí. Pero ¿para quién?

La historia de Marta no suena rara. De hecho, probablemente te resulte incluso familiar. En teoría, la salud, tanto física como mental, es un derecho universal, según establecen las Naciones Unidas.

Pero esto, como he dicho, es la teoría, porque las estadísticas, **la experiencia y la realidad cotidiana nos gritan lo contrario:**

- En España, **el riesgo de pobreza extrema o de exclusión social** en 2024 alcanza al **25,8 por ciento de la población** (lo que supone un total de 12,5 millones de personas). Además, una de cada cuatro personas se ha mantenido en riesgo de pobreza o de exclusión social en la última década, lo que evidencia que existe una problemática estructural. La cifra de personas en situación de pobreza severa alcanza a 4,1 millones de personas, las cuales viven en hogares con ingresos inferiores a 644 € al mes por unidad de consumo.

- Estudios como los de Marmot y la Comisión de Determinantes Sociales de la OMS muestran que los gradientes sociales se reflejan en todas las enfermedades: **a menor nivel socioeconómico, peor salud y mayor mortalidad.**

- La **atención sanitaria no llega del mismo modo a todas partes.** En zonas rurales o barrios empobrecidos, la sanidad está desbordada, cuenta con menos recursos, tiene listas de espera más largas, menos especialistas...

- El **gasto público en salud en países de renta baja** sigue siendo **ridículo.** Por ejemplo, Níger gasta treinta veces menos por persona que Noruega en sanidad.

- **En algunos países, tener salud está vinculado al empleo,** como en los Estados Unidos, donde perder tu trabajo puede significar perder tu seguro médico.

- Incluso en países con sanidad pública, los copagos, los tiempos de espera y las desigualdades digitales (para pedir cita o para acceder a ciertos servicios) hacen que el sistema no sea igualitario.

- Las **personas gordas** reciben **menos pruebas diagnósticas, más culpabilización** y muchas veces no son escuchadas.

- Las personas racializadas tienen peores resultados de salud, incluso con igual acceso a esta, debido al **racismo institucional** y al estrés asociado a él.

- Las **personas trans y no binarias encuentran barreras de acceso**, rechazo, patologización o negación de la atención.

- Las **personas con problemas de salud mental ven reducida su esperanza de vida** en más de quince años en promedio, en parte por el abandono médico y el sobrediagnóstico sin un cuidado integral.

En el papel todas tenemos derecho a estar sanas, pero en la práctica es evidente que hay condiciones que te ponen la salud muy cuesta arriba desde el minuto uno: nacer en un barrio con pocos recursos, vivir con un cuerpo gordo en una sociedad gordófoba o simplemente arrastrar la carga invisible del estrés crónico, ese que no sale en las analíticas, pero que te va comiendo por dentro. **Sin embargo, los requisitos y los «tener qué» para considerarnos (o que nos consideren) sanas son los mismos para todas.** Curioso.

La salud, como tantas otras cosas, no se reparte de forma equitativa. No es (solo) una cuestión de elecciones personales, sino de contextos, determinantes sociales y estructuras de poder. Por eso necesitamos mirar más allá de la responsabilidad individual y preguntarnos: ¿quién puede realmente acceder a la salud?, ¿en qué condiciones?, ¿a qué coste?, ¿y quién queda sistemáticamente fuera del relato?

Durante décadas, la salud se ha entendido como una cuestión individual, de motivación y de fuerza de voluntad. Como si tener salud fuera la recompensa por hacer «lo correcto». Esto se sigue pensando hoy, en especial cuando hablamos sobre alimentación; solo hace falta darse una vuelta por las redes sociales, en las que multitud de personas recomiendan rutinas de alimentación y de ejercicio para «estar sanas», amparándose en frases de este tipo (o sus infinitas variantes):

Todas ellas, aunque envueltas en un aparente mensaje de positividad, promueven una lógica individualista que señala a quienes no alcanzan ciertos estándares. Pero ¿qué pasa cuando «comer bien» y hacer deporte no son una opción, sino un privilegio? Para hablar de salud con honestidad, necesitamos ampliar el foco, porque la salud no empieza y termina en mí, sino en mi envoltorio.

Con todo esto no quiero decir que no haya cosas que podamos hacer de forma individual para remar en favor de nuestra salud, claro que las hay.

Lo que pretendo es desmontar este mito tan extendido de que «si quieres, puedes», y que se entienda que **desde la obligación y la culpa los cambios no son posibles**.

En primer lugar, porque **la culpa y la obligación no activan el cuidado, sino el castigo**. Y nadie puede sostener una vida cuidada desde la autocrítica, la autoexigencia, el desprecio o la lucha interna. **Eso agota, no transforma.** Además, este enfoque olvida algo fundamental que vengo recordándote una y otra vez: no todas las personas partimos del mismo lugar, por lo que no todas tenemos las mismas opciones, por muy injusto que sea. Y esto no es victimismo, es sentido común: si no todas jugamos con las mismas cartas, no tiene sentido esperar que todas ganemos la misma partida. Es cruel alimentar expectativas inalcanzables que nos hacen sentir que siempre estamos fallando.

Por otro lado, **la motivación basada en el miedo o en el «debería» es frágil**. A lo mejor te mueve al principio, pero tiene fecha de caducidad. Para que un cambio sea duradero, debe tener sentido, ser elegido, aportar y encajar en la vida que cada persona tiene. Debes hacerlo tuyo.

Y, por si fuera poco, este discurso individualista le viene que ni pintado al sistema: si la salud es solo tu responsabilidad, ya no hace falta hablar de condiciones laborales, alimentación accesible, espacios públicos, sanidad, descanso, apoyo emocional o políticas sociales.

Así que, en lo que tiene que ver con la salud, sintiéndolo mucho, querer no es suficiente, porque hay muchos elementos que se escapan al control individual.

Con todo esto, debemos hablar de los determinantes de salud, que son básicamente los distintos factores que influyen en el estado de salud de los individuos y de las sociedades. Aunque son muchos, pueden clasificarse en **cinco categorías** principales. Y, a pesar de que todos son relevantes, no contribuyen a la salud de forma similar. El **medioambiente** representa un **7 por ciento**; la **atención médica**, un **11**; la **genética**, un **22**; las **circunstancias sociales**, un **24**, y el **comportamiento individual**, un **36 por ciento**.

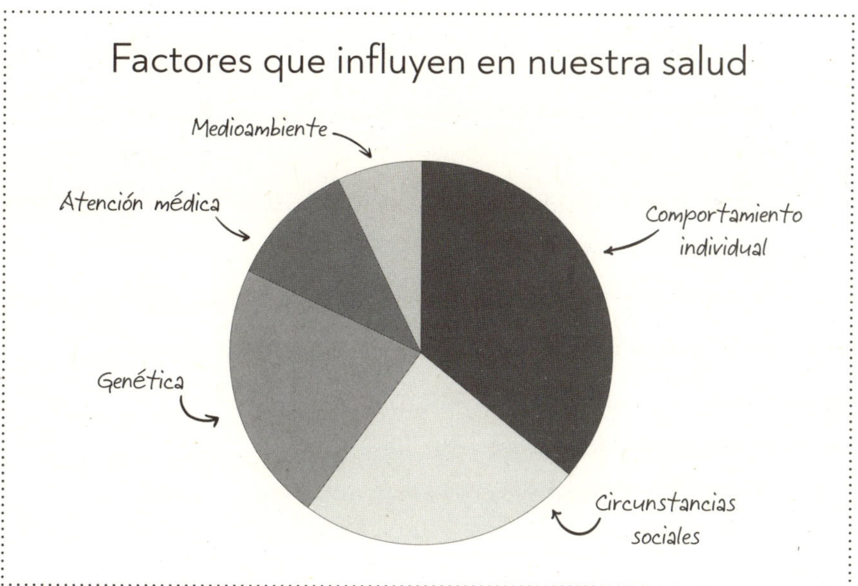

De todo esto, podemos sacar diferentes conclusiones:

- **Necesitamos un sistema sanitario público e inclusivo que vele por el bienestar** y que entienda y demuestre en sus recomendaciones que los seres humanos somos complejos, no solo a nivel orgánico, también a nivel contextual.

- **La genética importa, aunque no sea un destino inamovible.** Tener predisposición genética a una enfermedad no es una condena, pero tampoco debe ignorarse. No se trata de luchar contra la naturaleza, sino de entenderla mejor para prevenir, intervenir y acompañar desde el conocimiento.

- **El contexto influye muchísimo.** No todo el mundo tiene un acceso fácil a comida nutritiva y de calidad, tiempo libre para hacer ejercicio o recursos para cuidar su salud mental. Factores como el trabajo, el estrés, la situación económica o el entorno social pueden dificultar mucho sostener hábitos saludables. Y, si no todo el mundo cuenta con las mismas posibilidades, la salud acaba convirtiéndose en un lujo.

- **El comportamiento individual no lo explica todo.** La idea de que la salud depende solo de decisiones personales es muy injusta, incompleta y peligrosa. Además, las elecciones individuales nunca son libres. Están condicionadas por el entorno social y económico, es decir, no todo el mundo puede elegir lo mismo por mucho que quiera.

Está claro que promover la salud requiere cambios colectivos, además de los individuales.

Esto también es salud

Como hemos visto, es muy habitual que creamos que no hacemos lo suficiente por cuidar nuestra salud. Es normal, vivimos en un mundo bastante caótico y apresurado, en el que apenas tenemos tiempo de pararnos a pensar y que nos señala a cada paso. Estoy convencida de que ese pensamiento te pesa un montón, y probablemente sea un tanto injusto. Por eso, quiero que hagas un «inventario» de todo lo que haces por tu salud, en el sentido más amplio de esta palabra. No me refiero solo a si comes verduras y vas a correr. Aquí caben muchas cosas más. Te dejo algunas ideas:

- Me he lavado los dientes, aunque estaba agotada.
- He contado hasta diez para no mandar a la mierda a esa persona (aunque mentalmente lo he hecho y me he quedado bien a gusto).
- Me he reído tanto que casi me he meado.
- No respondí a ese wasap de inmediato porque no me apetecía.
- Estuve media hora al teléfono con una amiga porque tenía un día horrible.
- Me hice un bocadillo para merendar, lo disfruté y no me preocupé por que fuese de pan blanco.
- He caminado más despacio porque no tenía prisa.
- Me he dado una ducha fresca porque hacía un calor del demonio.

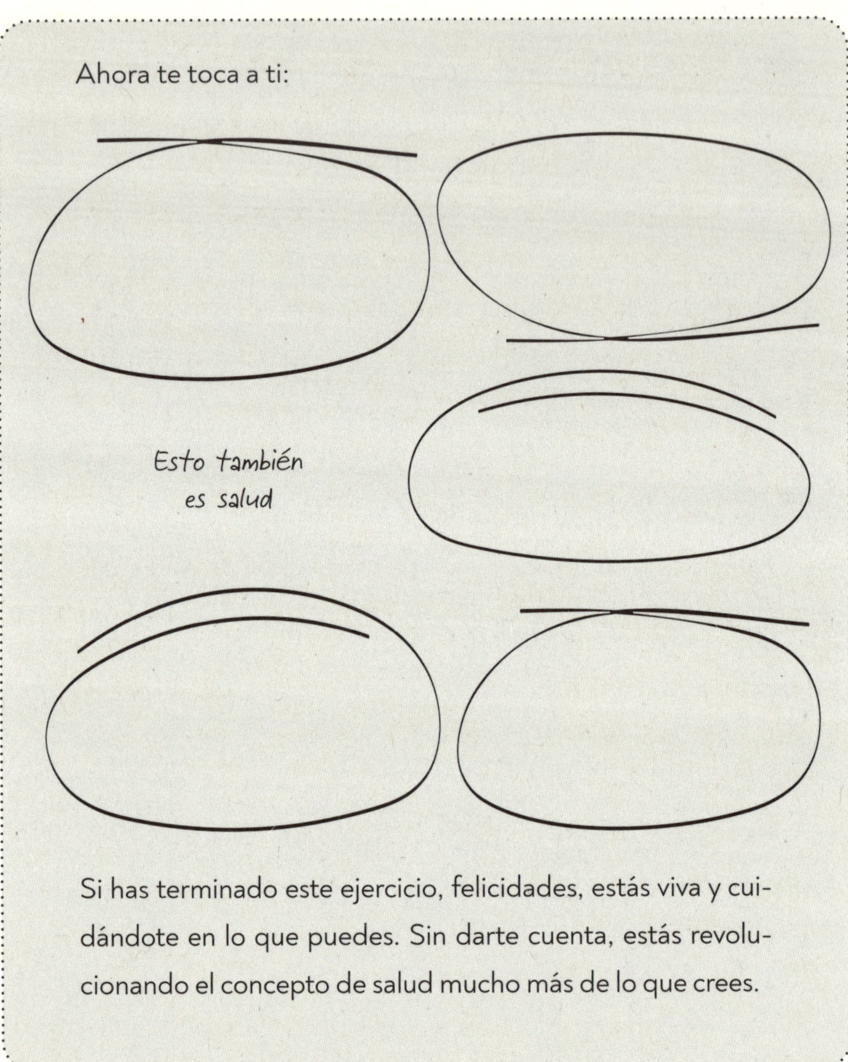

Si has terminado este ejercicio, felicidades, estás viva y cuidándote en lo que puedes. Sin darte cuenta, estás revolucionando el concepto de salud mucho más de lo que crees.

Cuando la salud se convierte
en una amenaza

Marta siente que su cuerpo ha sido cuestionado desde que tenía doce años. Comentarios sobre su barriga o del estilo: «Eres de constitución fuerte», «Con lo guapa que eres de cara...». Nunca ha estado del todo bien. Nunca ha sido lo suficientemente correcto.

Cuando mira fotos antiguas, Marta se sorprende deseando volver a esa versión más delgada de sí misma, a esa etapa que ahora le parece mejor. Pero, cuando se para a pensar, esa época está llena de tristeza, malestar y una voz interior que nunca le daba tregua.

Durante un tiempo, creyó que cuidarse era sinónimo de encajar. Que la salud llegaba después de sacrificios, cansancio y renuncias. Que «quererse» significaba hacerse daño sin que se notara.

Y, así, fue acumulando rutinas, menús, pasos diarios, retos de abdominales y listas de ingredientes prohibidos. Todo por salud, claro. Porque «no se trata de perder peso, sino de estar bien».

Pero estar bien nunca llegaba. Porque la meta siempre se movía un poco más allá. Y el cuerpo, por mucho que obedeciera, seguía sin ser suficiente...

Quiero pensar que, con lo que te he contado hasta ahora, **queda desmontada la idea de que la salud es solo fuerza de voluntad, disciplina y «saber elegir bien».** Eso de que si no estás sana es porque no te has cuidado lo suficiente.

Vamos a adentrarnos en un terreno espinoso: en nuestra sociedad, el paraguas de la salud se ha convertido, en muchas ocasiones, en una excusa para ejercer violencia. Porque hay cuerpos que son constantemente cuestionados, violentados y excluidos en nombre de la salud. Y creo que tú y yo coincidiremos en algo fundamental: **promover la salud no puede, bajo**

ningún concepto, significar castigar o culpar a quienes no se ajustan a sus estándares.

Por eso es urgente empezar a hablar, con claridad y sin rodeos, de todas las formas en las que la salud se vulnera, se instrumentaliza o se utiliza como arma arrojadiza contra determinados cuerpos.

Gordofobia

Antes de hablar acerca de la gordofobia, quiero dedicar unas líneas a todas las activistas gordas, quienes han puesto su cuerpo y su voz para abrir camino, incomodando al sistema y sosteniendo discursos que durante mucho tiempo fueron silenciados o ridiculizados.

Sonya Renee, Virgie Tovar, Magda Piñeyro, María Ángeles Vietor, Cristina de Tena, Lara Gil, Ana Pau Molina, Aubrey Gordon, Adriana Convers, Miriam Lara-Mejia… y tantas otras. Gracias a ellas, hoy podemos nombrar la gordofobia, analizarla, deconstruirla y denunciarla.

La gordofobia es un sistema de creencias, actitudes y prácticas que rechazan, discriminan y menosprecian a las personas gordas por el simple hecho de serlo. Se sostiene en la idea de que cualquier persona puede ser delgada si se lo propone y en la suposición de que los cuerpos gordos no se cuidan lo suficiente. Para que quede más claro cómo se manifiesta en el día a día, te dejo algunos ejemplos que quizá tú misma hayas vivido. Si es así, te abrazo fuerte.

- Que no puedas hacerte una prueba médica porque no hay camillas o aparatos adaptados a tu cuerpo es gordofobia.
- Que den por hecho que no haces ejercicio por el tamaño de tu cuerpo es gordofobia.
- Que se use la palabra «gorda» como insulto, burla o sinónimo de pereza o dejadez es gordofobia.
- Que tus decisiones alimentarias estén siempre bajo vigilancia o comentario ajeno es gordofobia.
- Ir al médico por cualquier dolencia y que te «recomiende» perder peso como única solución, sin conocer tus hábitos ni buscar el origen de ese dolor o molestia, es gordofobia.
- Que en una tienda de ropa la sección de «tallas grandes» esté separada, escondida o directamente no exista es gordofobia.

Si después de leer esto piensas que la gente gorda es gorda porque quiere, vuelve al principio de este libro; te toca releerlo.

Por otro lado, si crees que esta definición o los ejemplos son falsos o exagerados, enhorabuena, tienes un cuerpo privilegiado al que no le ha tocado vivir ninguna de estas situaciones. Te animo a que hables del tema con alguna amiga o con alguien de tu familia que tenga un cuerpo gordo y que escuches cómo vive ella esto de sentarse en las sillas de una terraza, comprar ropa, ir al médico, buscar trabajo, ir al gimnasio, vestir con prendas ajustadas, ir a la playa… Pregúntale cómo se siente, qué comentarios le han hecho y cuáles son sus miedos. Después, continúa leyéndome.

La gordofobia, además, provoca la patologización de los cuerpos diversos, porque **asume que los cuerpos gordos no son**

cuerpos sanos simple y **llanamente porque no encajan en unos estándares aleatoriamente establecidos**. Y espérate, que te cuento más: si una persona gorda lleva una vida activa, tiene unos hábitos nutricionales intachables, unas analíticas en orden, una buena salud mental, descansa bien…, lo que le dicen es que se espere unos años, que ya verá que todo esto cambia. ¿Cómo te quedas?, ni la mejor pitonisa se atreve a adivinar tanto.

Aprovecho para aclarar una cosa: **afirmar que un cuerpo gordo puede tener salud no significa que todos los cuerpos gordos la tengan**. **Exactamente lo mismo que pasa con los cuerpos delgados.** Y también me gustaría lanzarte las siguientes preguntas: con independencia del tamaño y de la salud que tengan, ¿no merecen todos los cuerpos respeto?, ¿no tienen derecho a existir y a ocupar espacio?, ¿de verdad vamos a seguir justificando el odio?

Cuando vivimos en una sociedad que constantemente nos dice que estar gordas es sinónimo de estar enfermas o que debemos cambiar nuestro cuerpo para ser aceptadas, la **relación con la comida se vuelve, cuando menos, conflictiva**. Llevamos décadas prescribiendo la pérdida de peso como solución a todos los males, y aquí las nutricionistas y dietistas (y otras profesionales sanitarias) tenemos una responsabilidad enorme. Porque los enfoques tradicionales recomiendan y aplauden conductas en los cuerpos gordos que diagnosticaríamos como trastornos de la conducta alimentaria (TCA) en los cuerpos delgados, como comer poco, evitar los hidratos de carbono y las grasas, saltarse comidas, compensar y hacer muchísimo ejercicio.

Para ser buenas profesionales, debemos reconocer nuestros propios sesgos, aunque esto implique admitir también que hemos hecho daño a muchas personas y que nuestras intervenciones no han sido respetuosas, por mucho que no fuese nuestra intención. Quizá también esto nos lleve a darnos cuenta de nuestra mala relación con la comida y con nuestro propio cuerpo. En muchas ocasiones, reconocer todo esto nos obliga a tener que cambiar nuestra forma de trabajar y dirigirnos a enfoques mucho menos rentables económicamente hablando. Porque creo que no hace falta que te diga que la pérdida de peso vende, y vende mucho.

Obviamente, es importante identificar y acompañar los problemas relacionados con el exceso de grasa corporal, pero nuestro trabajo debería centrarse en los hábitos que reman en favor de la salud, y **estos son los mismos para los cuerpos delgados y para los cuerpos gordos**.

No sé a ti, pero a mí me escandaliza sentir que estoy perpetuando sistemas de opresión y violencia, así que, si te apetece combatir la gordofobia, te dejo algunas acciones clave que puedes implementar en tu día a día:

- No te rías ni participes en chistes o insultos sobre el peso de otras personas, ni en tu entorno ni en las redes sociales.
- No comentes los cuerpos ajenos, ni siquiera con supuestas «buenas intenciones».
- Apoya a profesionales y movimientos que luchan contra la gordofobia.
- Infórmate sobre la diversidad corporal y escucha a activistas gordas que cuentan sus experiencias; las entiendas o no, no las invalides.

- Reflexiona sobre tus prejuicios y trabaja para deconstruirlos.

- Exige respeto en los espacios médicos y denuncia malas praxis cuando veas discriminación basada en el peso.

- Deja de asumir que el peso de una persona refleja su salud o sus hábitos de vida.

- Evita reforzar mensajes que valoran los cuerpos en función de su tamaño.

- Evita que las dietas, las elecciones alimentarias y el ejercicio sean temas de conversación. Creo que tenemos cosas mucho más interesantes de las que hablar.

- Consume contenido en redes que promueva la diversidad corporal.

- Apoya la inclusión de tallas en la moda y cuestiona marcas excluyentes. Lo siento, pero una talla 44 no es una talla grande; no puede ser que haya tiendas que no vistan a un porcentaje muy alto de la población.

- Revisa cómo hablas de tu propio cuerpo.

- No asumas que las personas gordas quieren adelgazar.

Estas son pequeñas acciones individuales que tienen un poder enorme: cuestionar un sistema que no soporta a los cuerpos que no encajan. **Y eso, amiga, también es salud.**

Presión estética

La presión estética se refiere a la exigencia social constante e implícita de cumplir con un ideal normativo de belleza, en general inalcanzable, impuesto por la cultura dominante. Esta presión no solo tiene que ver con el aspecto físico, sino con una manera de estar en el mundo y con el cuerpo «adecuado»: delgado, joven, blanco, funcional, sin pelos, sin arrugas, sin estrías, sin pliegues… **Y, ojo, es cierto que esta norma nos afecta a todas, pero no a todas por igual.** Quienes menos encajan en el molde suelen sufrir esta presión de manera mucho más intensa y violenta. Además, las desigualdades se entrecruzan, por lo que una mujer gorda y racializada va a sufrir una discriminación diferente y más intensa que una mujer delgada y blanca o que un hombre gordo y racializado.

Cuando hablamos de estética, no se trata solo de «gustarse» o de «verse bien», sino de **ser vista y aceptada socialmente**. Y vivimos en un sistema que jerarquiza los cuerpos y valora a las personas en función de cuánto se acerquen a ese ideal.

Vaya, para que nos entendamos: la presión estética es el motivo por el que te sientes obligada a justificar que no te ha dado tiempo a depilarte, que tienes el pelo encrespado o que tienes las ojeras más marcadas porque has dormido poco. Y también explica que te cuestiones algo tan natural como la celulitis o las arrugas o incluso que te disculpes por «tus pintas» cuando llevas una ropa cómoda y una coleta que no sea un *clean look*.

La belleza no es objetiva ni universal, por eso a ti te puede parecer guapa una persona que no llamaría jamás la atención de tu amiga o tu percepción de la belleza puede cambiar a medida que vas conociendo más a alguien. Además, la belleza responde a construcciones sociales que se van moldeando con el tiempo. Lo que en una época se considera bello puede resultar irrelevante o incluso rechazado en otra. ¿Quién se preocupaba hace cinco años por los *hip dips* (hendiduras en las caderas)?

Estos criterios no surgen de manera espontánea, sino que se consolidan a través de consensos sociales silenciosos reforzados por la influencia de los medios de comunicación, las redes sociales, las conversaciones diarias, los sistemas de poder…

Vamos, que **la belleza no es una verdad «natural», sino una norma fabricada colectivamente y sostenida por todas nosotras**, de una forma u otra, muchas veces sin que seamos plenamente conscientes de ello. Además de lo obvio, **¿por qué es importante hablar de presión estética?** Pues porque tiene muchas y muy profundas consecuencias:

- Aumenta la insatisfacción corporal.
- Disminuye la autoestima.
- Aumenta la probabilidad de padecer trastornos de la conducta alimentaria.
- Fomenta las cirugías y los retoques estéticos innecesarios.
- Invisibiliza los cuerpos que no cumplen con los estándares.
- Provoca la autocensura: «Yo esto no me lo puedo poner porque no me queda bien», «Iré a la playa cuando adelgace», etc.
- Normaliza la violencia simbólica; por ejemplo, pensar que una persona gorda «debería cuidarse más».
- Se invierte mucho tiempo, dinero y energía vital (en ocasiones, demasiada) en maquillaje, ropa, productos de depilación, cremas, rutinas de pelo, manicura, peluquería…
- Se generan comparaciones constantemente en redes sociales y una realidad falsa con filtros, poses y ángulos imposibles que después exigimos fuera de las pantallas.
- Empeora nuestra relación con la comida.

Ahora bien, aunque la presión estética es poderosa, también hay espacio para la resistencia.

Cada vez más personas cuestionan esos estándares impuestos y reivindican el derecho a habitar su cuerpo sin pedir permiso, a mostrarse con libertad, a valorarse por mucho más que por su apariencia. Si te apetece saber más de todo esto, te recomiendo leer a Esther Pineda (*Bellas para morir. Estereotipos de género y violencia estética contra la mujer*), a Roxane Gay (*Hambre. Memorias de mi cuerpo*) o a Naomi Wolf (*El mito de la belleza*).

Salutismo

El salutismo es un paradigma que pone la salud como valor absoluto y prioritario, a menudo en detrimento de otros aspectos de la vida. Pero no la salud de la que hemos hablado aquí, sino una salud distorsionada por una larga lista de tareas que se instala en todos los rincones: qué comer, cómo moverse, cuánto dormir, qué pensar, cómo sentir…, y que, además, va añadiendo matices a medida que consigues esos «logros». Bueno, y, cómo no, hay que demostrárselo al mundo.

Ya no vale hacer ejercicio, ni siquiera lo de caminar diez mil pasos al día; ahora el ejercicio «correcto» es el de fuerza, que incluya, obviamente, todos los grupos musculares, varias veces por semana, y hay que acabar exhausta. ¿Y la alimentación? Ya no solo tiene que ser «saludable», también ecológica, sin procesados, no comprar en el súper… Casi que tienes que cultivar tus propios guisantes. Fundamental también el sueño, que tienes que medir al milímetro. Además, tienes que hacer todo un ritual antes de dormir: evitar pantallas, utilizar luz roja, escuchar música relajante, practicar la meditación… Y ojo también a cómo vas al baño, porque ahora todo son patologías digestivas.

Y todo esto es escrupulosamente monitoreado, medido y posteado. Y cuidado, porque el fallo no es una opción.

**Si estás cansada, enferma o simplemente harta
es que no te esfuerzas lo suficiente.**

Esto es el salutismo, un trabajo más, no remunerado pero exigente, que, además, debes llevar con buena cara. Porque, desde esta visión, la salud no es bienestar, sino rendimiento.

Sobra decir que no todas podemos permitirnos esta versión elitista de la salud, y, sin embargo, se espera que «cumplamos». Pero, bueno, tú y yo ya sabemos que esto no es verdaderamente salud.

Cuando el terreno es hostil

Es jueves y ya huele a fin de semana. En la oficina, Marta lleva un rato mirando el ordenador sin enterarse de nada. No sabe si está aburrida, cansada o simplemente tiene hambre. Se levanta a por un café y se encuentra con Andrea junto a la máquina de cápsulas. La conversación empieza como casi todas a esa hora:

—Tía, qué hambre tengo. Hoy me comía una hamburguesa con todo.

—Uf, yo no. Estoy intentando portarme bien esta semana.

—¿Otra vez a dieta?

—Sí…, bueno, no dieta, pero ya sabes. Comer mejor. Menos pan, menos pasta…, lo de siempre.

—Yo lo intento, pero luego llego a casa y me como medio paquete de galletas.

—Tal cual. A mí me pasa igual. Así que voy a cenar algo *light*, pero que me llene. Porque, si me quedo con hambre, es peor.

—Claro. Aunque también te digo…, un día es un día…

Este tipo de conversaciones son tan habituales que ni nos las cuestionamos. Hablar de dietas, restricciones, compensaciones y «portarse bien o mal» con la comida se ha vuelto parte del día a día. No importa si estamos en una comida de amigas, en el trabajo o en una celebración de cumpleaños: hacer dieta es un tema más. Pero **¿por qué hemos normalizado esto de estar a dieta?** Pues porque estamos atravesadas por un sistema de creencias y conductas que priorizan la delgadez, la ven como un valor moral y la equiparan con la salud. Desde esta perspectiva, se vende la pérdida de peso como un medio para alcanzar el éxito, el amor, la aceptación… Se demonizan ciertas formas de comer, se elevan otras y se oprime y discrimina a las personas que no coinciden con la normatividad. Esto es lo que conocemos como **«cultura de la dieta»**.

Como se nos han vendido la alimentación y el ejercicio como herramientas para esculpir nuestros cuerpos, estamos constantemente en búsqueda de esa forma de alimentarnos «perfecta» y del plan de entrenamiento definitivo…, como si eso existiera.

Sin embargo, la ciencia ya nos ha demostrado que las dietas que tienen como objetivo la pérdida de peso no funcionan. Y esto no significa que la persona no pierda peso, sino que no son sostenibles a largo plazo, por lo que el peso se acaba recuperando y, en algunas ocasiones, por encima del punto de partida. Estoy segura de que tú misma puedes corroborar esto con tu propia experiencia personal.

Y es que es difícil escapar de las garras de las dietas, porque la cultura de la dieta está literalmente en todas partes:

- En **revistas y programas de televisión** en los que se promueven dietas rápidas, consejos para perder peso y «cuerpos perfectos».

- En los **alimentos *light* y «bajos en calorías, grasas, azúcares...»**, que se presentan como si fuesen una opción más saludable.

- En las cuentas de nutrición y entrenamiento que venden sus servicios a base de **fotos de «antes y después»**, como si la pérdida de peso te convirtiese en alguien más exitoso y con más valor.

- En los **retos y desafíos** tipo «30 días de ayuno», «reto antiinflamatorio», «reto keto», «dieta detox»..., que a menudo se vuelven virales, lo que refuerza la creencia de que seguir una dieta rígida es la clave para la salud y la aceptación social.

- Cuando tu vecina del quinto dice algo como «Uy, **esto no lo debería comer porque engorda un montón**» o cuando tu primo Paco dice que se **está portando mal por comerse una napolitana**.

- Las **conversaciones sobre dietas en las que se comparten consejos descontextualizados** y, en general, desinformados acerca de rutinas para perder peso que normalizan la idea de que seguir una dieta es una parte común de la vida.
- Que **en la mayoría de las tiendas físicas las tallas sean muy pequeñas**, cosa que refuerza la idea de que solo ciertos tipos de cuerpos son dignos de vestirse a la moda.
- Cuando vas al médico porque te duele la muñeca y acabas saliendo de la consulta con una dieta de cajón sin que te miren absolutamente nada porque todo se soluciona perdiendo peso.

Vamos, que nada se libra de la cultura de la dieta. Y esto nos afecta a todas, aunque de forma desigual. Desde siempre, las mujeres hemos estado sometidas a mucha más presión estética y hemos sido el objetivo principal de todas las dietas. Así que a nosotras nos afecta de forma particular.

Las adolescentes también son uno de los grupos más vulnerables, porque es una etapa de muchos cambios corporales y de formación de la propia identidad. Durante esta etapa de la vida somos más susceptibles a influencias externas, incluidas las normas sociales sobre la apariencia y la estética. **El deseo por encajar en el grupo puede influir en el comportamiento y la autoestima.**

Otros sectores de la sociedad especialmente vulnerables son profesionales de ciertos ámbitos, como modelos, bailarinas, deportistas o actrices, para las que su apariencia es parte de su trabajo, o incluso profesionales de la salud, como dietistas, nutricionistas y entrenadoras personales, puesto que la sociedad interpreta que su físico es prueba de su profesionalidad.

Tampoco quiero olvidarme de la comunidad LGTBIQ+, sobre la que existe una presión muy notable por ajustarse a ideales corporales y por encajar en roles de género muy definidos y estrictos, donde el cuerpo llega a convertirse en una herramienta para obtener la aceptación social.

Combatir la cultura de la dieta es esencial para poder reconciliarnos con la comida y con el cuerpo.

Primero, porque **perpetúa mitos y desinformación sobre lo que realmente significa estar saludable**. Se nos ha vendido la idea de que el peso es prácticamente el único factor que hay que tener en cuenta cuando hablamos de salud y bienestar. Sin embargo, como hemos visto, la salud es mucho más compleja. Vaya, que, por mucho que les sorprenda a algunas personas, se puede tener un cuerpo delgado y no tener salud o tener un cuerpo gordo y tenerla.

Segundo, porque **fomenta una relación dañina con la comida**, porque la cultura de la dieta nos ha vendido la restricción como herramienta para conseguir el cuerpo que deseemos. **Nos han enseñado a tenerle miedo a la comida**, de modo que esta se convierte en un foco de conflicto, estrés, ansiedad y falso control. Y esta no es una forma de vivir a largo plazo, y mucho menos saludable.

Y, finalmente, porque **impacta en nuestra salud mental**. La cultura de la dieta está estrechamente relacionada con trastornos ansioso-depresivos así como de la conducta alimentaria. Vivir constantemente preocupada por lo que comes, por la apariencia o por el número en la báscula crea un nivel de angustia que puede ser devastador. Es un ciclo que perpetúa la insatisfacción y el malestar y disminuye la autoestima.

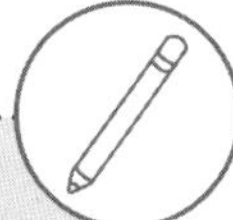

VAMOS A PARARNOS AQUÍ

Romper el molde

Agárrate, que vamos a darle la vuelta a todo. ¡A tomar por saco! Hoy se desmonta el circo. Vamos a hacer un *collage* de ruptura con la cultura de la dieta.

Coge una cartulina o un folio y divídelo en dos partes:

1. En una, pon en grande: «Mi relación con las dietas es...». Escribe, dibuja, garabatea o pega recortes de todo lo que define esta realidad con total sinceridad y sin filtros. Por ejemplo: «estresante», «confusa», «cansada», «demasiado esfuerzo», «rutina», «culpa», «el lunes empiezo», «solo una galleta», «por un día no pasa nada», «mañana me porto bien», «te juro que esta vez sí va a funcionar»...

2. En la otra, escribe: «Me gustaría que mi relación con la comida y el cuerpo fuera...». Piensa en libertad, en comer con deseo y no con culpa, en moverte porque te gusta, en cómo quieres vivir tu cuerpo.

Escribe lo que sientas, da igual si suena cursi o exagerado, es tuyo.

Ahora te toca a ti.

Mi relación con las dietas es...

• Una montaña rusa: empiezo con ilusión y acabo cansada y muy frustrada.

• Algo que intento soltar, aunque todavía me cuesta mucho confiar.

• Intermitente, me muevo entre el control y el abandono.

Me gustaría que mi relación con la comida y el cuerpo fuera...

• Más amable, sin tantas exigencias ni culpas.

• Tranquila, guiada por lo que yo siento y no por lo que me dicen desde fuera.

• Sin miedo a comer ni necesidad de compensar.

Si solo vas a recordar una cosa, que sea esta

La salud no es dicotómica. Es decir, no es algo que se activa o desaparece con un botón de encendido o apagado. Y, como hemos visto, tampoco es, sin duda, sinónimo de estar delgada.

Debemos dejar de verla como una meta que alcanzar, como un punto final al que se llega si lo hacemos «todo bien».

Lo que te planteo aquí es que empecemos a entenderla como un camino que se recorre, con subidas, bajadas, desvíos y descansos.

La salud no es un trofeo que se consigue, es un proceso vivo, atravesado por el contexto, los vínculos, el cuerpo que habitamos, los recursos que tenemos y las etapas de la vida.

Nadie está en «completo bienestar» todo el tiempo: esa expectativa, como hemos aprendido, solo genera culpa, frustración y sensación de fracaso. Si, en lugar de obsesionarnos con llegar a un ideal inalcanzable, aprendemos a cultivar formas de cuidado posibles, sostenibles y conectadas con nuestras realidades, la salud deja de ser una exigencia más y empieza a parecerse a algo más humano, más vivible.

La salud no puede exigirse, pero sí puede construirse colectivamente, porque no, no depende solo de lo que tú haces o puedes hacer. Es un entramado complejo en el que se cruzan expectativas sociales, cuerpos juzgados y estándares imposibles. Y, si hay un ámbito donde todo esto se hace más evidente, ese es el de **nuestra relación con la comida**.

La alimentación es, quizá, uno de los lugares más polarizados y cuestionados de nuestra vida cotidiana. Así que es hora de meternos de lleno en ello y ver verdaderamente **qué podemos hacer desde nuestra parcela si queremos contribuir a nuestro bienestar**, que para eso hemos venido.

2

TU RELACIÓN CON LA COMIDA NO NECESITA TERAPIA, NECESITA CONTEXTO

Comer como acto de supervivencia

Es viernes por la tarde y Marta sigue en el trabajo, con la mente dividida entre la última tarea del día y el deseo de llegar a casa. No ha comido desde el mediodía, y el hambre empieza a molestarla de verdad, aunque intenta ignorarlo, porque todavía «no es la hora».

Cuando ya no puede más, saca de la mochila una bolsita con frutos secos. No son sus favoritos, pero ahora mismo le parecen la opción más rápida y la única sana a su alcance (en la máquina de *vending* hay cosas más apetecibles, pero, claro, cargadas de azúcar). Mientras los come en el despacho, revisa mensajes y piensa en todo lo que tiene pendiente para el fin de semana.

No hay pausa real para comer ni espacio para disfrutar lo que come. Es una manera de calmar el vacío y seguir adelante con su apretada agenda.

Cuando por fin llega a casa, ya es demasiado tarde

para cocinar con calma. Abre el frigorífico, coge algo que pueda preparar en un minuto (y que, evidentemente, sea «saludable» porque, aunque no le apetezca en absoluto, por lo menos calla esa vocecita de «lo correcto») y se lo come mientras mira el móvil.

Comer, para Marta, se ha convertido muchas veces en eso: un trámite más en un día que no para.

«Ojalá existiese una pastilla con "todo" que no me obligara a pensar tanto en la comida», piensa mientras se mete en la cama, aún con hambre y con una sensación enorme de apatía y malestar.

Marta vive cada comida como si fuese una tortura. Sin embargo, **comer es una necesidad básica**, y estoy segura de que esta frase la has escuchado más de dos veces. Pero ¿sabemos verdaderamente lo que significa? Las necesidades básicas del ser humano son los **requisitos indispensables** para la supervivencia y el desarrollo.

No existe un criterio único sobre el número exacto o la clasificación de las necesidades básicas. Durante un tiempo, se utilizó la jerarquía propuesta por el psicólogo estadounidense Maslow para organizar las necesidades humanas. Esta teoría consideraba que las necesidades debían cubrirse en un orden. Es decir, si las más esenciales, como el hambre, la sed o el descanso, no estaban satisfechas, o al menos un porcentaje significativo de estas no lo estaba, no podían emerger otras más complejas, como la necesidad de pertenencia, la creatividad o la moral. Aunque esta teoría parece tener bastante sentido, ha recibido varias críticas, ya que es individualista: asume que todas las personas responden a esa misma jerarquía y no tiene en cuenta las barreras externas, como la pobreza, el racismo o la explotación.

Además, esta idea de que una persona necesita satisfacer lo más básico para buscar necesidades «superiores» se ha puesto muchas veces en duda: hay personas que arriesgan su vida para salvar la de otras, hay contextos en los que se siguen celebrando fiestas pese a haber escasez de recursos básicos e individuos que manifiestan su creatividad en situaciones extremas. Teniendo en cuenta la teoría de Maslow, **estas situaciones no deberían existir; aun así, existen**.

En lo que sí coinciden la mayoría de las teorías sobre las necesidades humanas es en que son universales y comunes a todas las personas, sin importar la cultura, el origen étnico o la época en la que vivan.

Ahora bien, aunque las necesidades
sean las mismas, la forma de experimentarlas,
satisfacerlas, reconocerlas o priorizarlas
depende del contexto.

Imagínate llegar a casa después de un largo e intenso día de trabajo, abrir la nevera y elegir qué comer sin complicaciones. Lo disfrutas, satisfaces una necesidad, sin culpa ni remordimientos. Ahora imagina otra escena: llegas cansada, con hambre, abres la nevera, te debates entre lo que te apetece y lo que «deberías» comer. La decisión se convierte en una fuente más de estrés y conflicto: «¿Qué es lo mejor?». La necesidad de comer está ahí en ambas situaciones, ¿no? Sin embargo, ¿crees que en ambas el hambre se vive de la misma forma? ¿Crees que se responde igual, pese a tener alimentos disponibles?

Independientemente de todo esto, **las necesidades básicas no son negociables**, porque tienen una **relación directa con los aspectos del organismo físico, social y psicoemocional**. Esta relación es bidireccional: cuando algo se altera en alguno de estos planos, también se resiente la forma en que cubrimos nuestras necesidades básicas.

Para que quede mucho más claro, vamos a ver un ejemplo. El sueño es una de nuestras necesidades básicas más evidentes. Cuando atravesamos épocas en las que dormir bien se vuelve difícil, ya sea porque nos cuesta conciliar el sueño, porque en cuanto tocamos la cama nuestra cabeza empieza a darle vueltas a todo, porque nos despertamos muchas veces, porque hay ruidos molestos en la calle o no llegamos a descansar todo lo bien que necesitamos por cualquier otra razón, nuestro cuerpo y nuestra mente lo notan enseguida:

- A corto plazo, **a nivel físico**, aparecen el cansancio, la fatiga, el malestar general... ¡y por dentro también nos pasan cosas importantes! (algo de lo que muchas veces no somos del todo conscientes). Pero, dime, ¿alguna vez te has fijado en que tienes más hambre cuando no duermes bien? Esto es porque la forma de «rellenar la barrita de energía» es comiendo o durmiendo; cuando una no está bien atendida, la otra sale al rescate y cobra más protagonismo. Y, si esa falta de descanso se prolonga en el tiempo, pueden aparecer efectos más serios: se ha relacionado con aumentos en la presión arterial, mayor riesgo de enfermedades cardiovasculares, resistencia a la insulina y desarrollo de diabetes tipo 2.

- A **nivel social**, tendemos al aislamiento, perdemos interés en los demás o dejamos de tener ganas de hacer cosas con las que normalmente disfrutamos.

- Y, por supuesto, también tiene un **impacto psicológico**: problemas de concentración, lentitud mental, ánimo bajo, apatía, irritabilidad, ansiedad o incluso depresión.

Pero también ocurre lo contrario, **nuestro sueño se puede ver afectado por**:

- **Enfermedades o molestias físicas**, como dolores de cabeza, resfriado, lumbalgia, congestión nasal...

- **Momentos de más estrés o si estamos emocionalmente removidas:** cuando estamos tristes sin saber muy bien por qué, pasándolo mal por una ruptura, en pleno duelo o con mucha sobrecarga mental.

- Y no olvidemos **los factores sociales**: jornadas laborales largas o turnos rotativos, ruidos vecinales o incluso situaciones como el confinamiento del covid-19, también pueden poner patas arriba nuestros ritmos y la eficiencia del descanso.

Y lo mismo ocurre con la alimentación. Comer es clave para la obtención de nutrientes y energía a través de la ingesta de alimentos. Sin embargo, para los seres humanos **la comida no son solo nutrientes y energía.**

Comer activa zonas del cerebro relacionadas con el placer y la recompensa, como también ocurre con otras experiencias importantes para la supervivencia, como el descanso o el afecto.

Saborear un alimento que te gusta, notar su olor, su textura, su temperatura…, todo eso despierta sensaciones agradables (¡o desagradables!). Porque, al final, sentir placer al comer es una forma natural de animarnos a repetir. En cambio, cuando algo nos genera rechazo o nos sienta mal, se enciende una especie de alarma para que no repitamos. De ahí la importancia y la necesidad de que comer vaya más allá de un plano exclusivamente físico o fisiológico. Pero de esto hablaremos en detalle un poco más adelante.

En el caso de la alimentación, que la necesidad básica esté cubierta implica que esta sea nutritiva y suficiente, pero también que exista **una relación sana con la comida**. Si falla alguno de estos dos pilares, entonces nuestra necesidad básica no está siendo realmente satisfecha. Por eso es tan importante prestar atención a la relación que tenemos con la comida.

Una alimentación nutritiva es aquella que nos proporciona todos los nutrientes que nuestro cuerpo necesita para funcionar de manera óptima (en el capítulo 3 te doy una buena turra con los nutrientes y sus funciones, no te preocupes). Y es suficiente cuando atendemos a nuestras señales de hambre y saciedad (vas a matarme, pero esto lo vamos a ver en el capítulo 4, y no quiero hacerte *spoilers*).

Ahora te preguntarás: «Estupendo, y ¿qué es tener una relación sana con la comida?». Honestamente, responder a esta pregunta no es sencillo y tampoco creo que exista una única respuesta. A menudo hablamos de «relación con la comida» como si fuera una expresión técnica o vacía. Nuestra relación con la comida es **una relación más dentro de todas las relaciones que tenemos en nuestra vida, una que vamos a tener que mantener y trabajar durante todos nuestros días**; verlo así facilita la tarea a la hora de ubicar esta expresión.

El test de la *Súper Pop*

Antes de profundizar en todo esto, me gustaría que reflexionaras sobre qué tipo de relación tienes tú con la comida. Pero, tranquila, no quiero que sea algo tedioso ni dramático, así que se me ha ocurrido proponerte el clásico test de revista adolescente (nostalgia milenial a tope). De esos que haces por las risas, pero que al final te hacen pensar más de lo que esperabas. Vamos a ello:

1. Cuando te preguntan «¿Qué te apetece comer?», tú...

A. Lo pienso un momento, me escucho y elijo algo que me apetezca. A veces acierto, a veces no, pero sin trauma.

B. Miro la nevera. Si no hay queso, no me apetece nada.

C. ¡TODO! Pero luego viene la culpa, como siempre.

D. Me asusto y digo: «Lo que tú quieras» porque ya no me fío ni de mi paladar.

2. ¿Cómo describirías una comida «buena»?

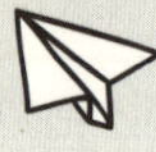

A. La que me apetece, me respeta y me deja a gusto.

B. La que no me provoca ansiedad existencial después.

C. La que alguien ha cocinado por mí y no tengo que calentarme la cabeza.

D. ¿Buena de sabor o de nutrientes? Porque ya me lío.

3. Cuando comes algo que «no deberías» (sea lo que sea eso para ti)...

A. ¿Qué es eso de «no deberías»? Yo lo que como lo disfruto sin culpa. ¡Ya está bien!

B. Lo compenso con tres semanas de penitencia emocional.

C. Lo como con culpa, pero también con placer. Un clásico.

D. No sé si hacerme terapeuta o mudarme al monte.

4. Tu relación con la comida se parece más a:

A. Una amistad sólida y flexible.

B. Una expareja posesiva que te escribe de madrugada.

C. Un rollo confuso: a veces bien, a veces drama.

D. Una madre muy pesada, pero que cocina rico.

5. ¿Has usado alguna vez una app para contar calorías, macros o leer etiquetas?

A. No, gracias (o igual sí, pero la borré porque no me hacía bien).

B. Sí, y ahora la app me da miedo.

C. La tengo en una carpeta junto con la del horóscopo.

D. La borré... y luego la volví a instalar. Varias veces.

RESULTADOS

Mayoría A: la sabia zen

Tú y la comida os entendéis. A veces discutís, pero hay confianza. Has hecho las paces con la culpa y te llevas bien con tus señales corporales. Eres como el tofu: te adaptas. Sigue así. Igualmente, este libro puede aportarte mucho: quizá descubras formas más amables de cuidar tu cuerpo, pongas nombre a experiencias que nunca habías cuestionado o aprendas a identificar (y esquivar) discursos dañinos.

Mayoría B: la intensita

Tu relación con la comida no es precisamente «relajada y sin dramas». Das vueltas a algo que, en el fondo, debería ser fácil y natural. Te vendrá bien este libro y recordar que comerte una galleta no requiere la absolución.

Mayoría C: la de extremos

Un día comes feliz y al otro estás en guerra con una napolitana. Lo bueno: te estás dando cuenta. Lo no tan bueno: sigues atrapada en el bucle. ¡Sorpresa!: no hay comida perfecta. Hay comida posible, rica y suficiente.

Mayoría D: la congelada

Tu relación con la comida está llena de normas, miedos y apagones emocionales. No sabes ya ni qué te gusta y cualquier pregunta relacionada con la alimentación te paraliza. Pero, tranquila, esto se puede trabajar y, de alguna manera, ya lo estás haciendo con este libro.

Poniéndonos un poco más serias, una relación sana, sea de la índole que sea, se basa en una comunicación clara y honesta, en el respeto, en la confianza, en el cuidado, en el disfrute, en la flexibilidad, en la ausencia de culpa y ansiedad y en una sensación general de bienestar y seguridad.

Para mí, estos también son los elementos esenciales que definen una relación sana con la comida.

Vamos a desgranarlos para entender qué significan en este contexto:

- **Comunicación clara y honesta:** aquí no se trata de hablar, sino de **escuchar y responder a las señales que el cuerpo nos envía para entender qué necesitamos** (acuérdate de Marta, que siente el hambre como un trámite burocrático y no como una forma de conversar con su cuerpo). El hambre, la saciedad, los antojos y las preferencias alimentarias son mensajes que merecen ser atendidos. También es fundamental poder expresar nuestras necesidades en entornos sociales sin sentir presión ni vergüenza. Tener hambre no es algo malo.
- **Respeto (no juicio):** esto significa **tratarnos con amabilidad y comprensión.** No hay alimentos «buenos» o «malos». Yo puedo decir que las nueces son alimentos muy buenos para la salud, pero, si tú eres alérgica a los frutos secos, ¿pensarías que son buenas para ti? Decir que hay alimentos «buenos» o «malos» es quitarle los matices a algo que los necesita.

Un mismo alimento puede ser parte de una alimentación saludable o no, según el contexto, la cantidad y cómo te sientas al comerlo. Tampoco hay cuerpos mejores que otros. No debemos tener reglas rígidas. Cada una de nosotras tiene unas necesidades distintas (y cambiantes), y aceptarlo es clave.

- **Confianza:** debemos partir de la idea de que **nuestro cuerpo sabe lo que necesita y no intenta traicionarnos ni boicotearnos**. No se puede vivir con miedo a «perder el control» o a «hacerlo mal» con algo que tenemos que hacer varias veces al día, todos los días de nuestra vida.

- **Cuidado:** es importante elegir **alimentos que nos nutran y remen en favor de nuestro bienestar, pero también que nos gusten y nos reconforten**. Comer puede ser una forma de autocuidado.

- **Disfrute:** como he comentado, **estamos biológicamente diseñadas para disfrutar de la comida**. Además, el placer que sentimos al comer no es solo legítimo, sino que también ayuda a mantener hábitos alimentarios sostenibles en el tiempo.

- **Flexibilidad:** ser flexible implica poder adaptarse a diferentes situaciones, permite **elegir con libertad** y responder a las necesidades del cuerpo sin restricciones.

- **Sin culpa: la culpa solo aumenta el malestar y la desconexión** con las propias necesidades. Comer sin culpa es entender que la alimentación no debería ser motivo de castigo.

- **Sin ansiedad:** sentir ansiedad al comer o al pensar en la comida suele ser señal de reglas internas muy rígidas, ya sean relacionadas con la alimentación o con otros ámbitos de nuestra vida. Aprender a gestionar la alimentación desde la calma y la confianza favorece un vínculo más saludable con la comida y con nosotras mismas.

- **Bienestar y seguridad:** la comida está para sostener, no para castigar. No tiene sentido que la alimentación sea una de las principales fuentes de preocupación ni que conlleve una constante lucha interna. Tenemos muchas cosas en la vida a las que atender y de las que ocuparnos, la comida solo es una de ellas, y no debería ser la más importante.

Aunque todos estos elementos, desde mi perspectiva profesional, son básicos, como he dicho, no considero que exista una definición categórica y única de lo que es una relación sana con la comida. En realidad, entendiendo la gran influencia del contexto, creo que queda claro que no existe nada categórico cuando hablamos de la alimentación. Por eso, más que buscar una «fórmula perfecta», se trata de **construir un vínculo que se sienta coherente, amable y habitable para cada una de nosotras**.

Sanar la relación con la comida requiere tiempo, esfuerzo, cuestionarnos y reaprender patrones y creencias que tenemos automatizadas y, en algunas ocasiones, acompañamiento profesional.

En este proceso es normal que surjan dudas para las que puede que no tengas respuestas. No pasa nada, no es tu trabajo, pero sí el de mi gremio. Estamos aquí para hacerte la vida un poquito más fácil.

No solo de pan vive el hombre: comer como acto de pertenencia

Marta a veces piensa que la comida era el idioma secreto de su familia. Uno que no se hablaba, pero se entendía. El plato que más la reconfortaba era ese guiso espeso de patatas que preparaba su abuela cuando llovía. Si cierra los ojos, puede recordar ese olor a casa que se colaba por debajo de la puerta. Nunca le salía igual, ni a su madre, pero lo cocinaban de vez en cuando, como quien enciende una vela por alguien. Para recordarla. Para sentirse parte de algo más grande.

Pero eso era antes. Desde hace un tiempo, se empeña en «cuidarse más» y el guiso de su abuela no cabe en la planilla semanal. Ahora Marta come platos combinados: proteína magra, cereal integral, verdurita al vapor. Todo correcto. Todo sin historia. Sin anécdotas, sin manos que lo hayan aprendido de otras manos, sin rastro de ella misma ni de casa ni del pueblo…, ni de su abuela.

Se ha centrado tanto en intentar «comer bien» que ha terminado por dejar de comer con alguien, de comer para compartir, recordar o celebrar. Solo come. Y punto.

Aunque Marta lo haya olvidado, los seres humanos no comemos exclusivamente para aportar nutrientes y energía a nuestro organismo. Esta sería la función más primitiva, la más salvaje. Sin embargo, no es la única, ni siquiera la que siempre predomina, porque **comer es un acto complejo**. Reducirlo solo a «nutrirse» es simplificarlo en exceso y perder de vista lo que realmente significa alimentarse en nuestra especie.

Comemos para conectarnos con otras personas, para expresar valores o creencias, por rutina, para regular nuestras emociones…

Cada sociedad tiene su forma de alimentarse, sus sabores, sus combinaciones, sus tiempos.

La comida es una expresión cultural tan potente como la música o el lenguaje. Y es que nuestra manera de comer no solo responde a la biología, sino también a la historia, las tradiciones y la cultura de nuestra comunidad. **Comemos también para ser parte de algo.** Compartir una comida es un acto profundamente humano que nos sirve para vincularnos, para construir nuestra identidad individual y colectiva. Desde pequeñas nos enseñan a comer para celebrar, pero también para reforzar uniones, y se le da importancia al hecho de comer en compañía.

A veces también es una forma de definir límites entre quienes están «dentro» y quienes se quedan «fuera». En este sentido, cuando no podemos comer lo mismo que el resto de la mesa —ya sea por salud, por ideología o por origen cultural—, esto nos coloca en un lugar incómodo que, además, sentimos que tenemos que justificar. Si el grupo está preparado para esa diferencia, genial. Pero, si no es así (porque no entienden nuestra decisión o la complejidad de una condición de salud como, por ejemplo, la celiaquía o una alergia alimentaria), la comida deja de ser un puente y se convierte en barrera.

La comida también es memoria, un vínculo con nuestras raíces. Hay sabores y olores que nos transportan, nos recuerdan a personas y nos hacen sentirnos más cerca de ellas.

A mí, por ejemplo, las migas (que es un plato típico de Extremadura) siempre me recuerdan a mi abuelo, me llevan al pueblo y a las comidas familiares. También hay unas medias noches recubiertas de chocolate que, inevitablemente, me conectan con mi bisabuela, porque solía comprárnoslas a mi hermana y a mí. O el arroz amarillo y el pollo con patatas fritas de los domingos que compartíamos con mis abuelos, tíos y primos (mis primos y yo incluso nos peleábamos por las patatas, para que ninguno comiese más que el otro). La comida es el vehículo de estos recuerdos que me unen a personas que ya no están, y me alegra poder seguir sintiéndolas cerca de esta manera.

El ritmo de vida acelerado y la globalización han llevado a una homogeneización alimentaria. Muchas veces, sin darnos cuenta, desplazamos recetas tradicionales por opciones rápidas y estandarizadas, con lo que perdemos diversidad y el placer de compartir y disfrutar lo que comemos. Y es comprensible que sea así para adaptarse al día a día. Pero yo me pregunto: ¿no estaremos arrasando con los platos típicos? ¿No estaremos dejando de dar importancia a esta parte de la alimentación? ¿Dejaremos también de generar recuerdos alrededor de la comida?

VAMOS A PARARNOS AQUÍ

Un plato con historia

Piensa en un plato que tenga un significado especial para ti, ese que alguien especial te cocinaba, el que comiste en un momento importante de tu vida o el que siempre compartías con personas a las que querías. No tiene que ser *gourmet*, puede ser un postre de la infancia, una comida que surgió de forma improvisada… Luego, reflexiona.

¿Quién te lo preparaba?   ¿Dónde lo solías comer?

_______________________   _______________________

¿Quién aparece en ese recuerdo?   ¿Qué relación teníais?

_______________________   _______________________

¿Qué sentías entonces?   ¿Y ahora al recordarlo?

_______________________   _______________________

¿Qué olores, sabores o sonidos   ¿Qué representa
te vienen a la cabeza?   para ti este plato?

_______________________   _______________________

¿Te gustaría recuperarlo?   ¿Y compartirlo con alguien?

_______________________   _______________________

¿Aún crees que comer va solo de calorías y nutrientes?
¿Que lo demás es «comer mal»? Ese plato que recuerdas
quizá te sostuvo más que muchas ensaladas sin aliñar. No
será fit, pero es casa.

Comer bien no es igual para todo el mundo

Sé que soy muy pesada con todo esto del contexto y, sinceramente, no me importa, necesito que todo lo que te he ido contando hasta este momento lo tengas claro, porque **influye, y mucho**.

Imagina por un momento que tenemos una parcelita en un huerto comunitario. Yo me esfuerzo por cuidar la mía: arranco las malas hierbas, la riego con mimo, me informo sobre qué necesita cada planta para crecer bien… Vamos, que tengo una parcela monísima.

Pero resulta que la vecina de la izquierda ha decidido usar su terreno como escombrera. Y la de la derecha lo ha convertido en un vertedero. Hay cascotes por todas partes, el olor es insoportable y, por muy cuidada que esté mi parcela, el entorno la condiciona. No solo se ve afectada la estética, sino también la salud de las plantas, la calidad del aire y hasta mis ganas de salir a cuidarla.

Por eso, por mucho empeño que le ponga, mi parcela nunca será «perfecta» si el contexto es hostil.

Aun así, no hablo del contexto como si fuese un comodín, una carta blanca con la que justificarlo todo y desentenderme. **Mi intención es que entiendas qué cosas te atraviesan para poder seguir, incluso cuando ese contexto no es favorable. Sin castigo, sin culpas.**

Por eso ahora vamos a hablar de **lo individual**, de esa parte que está en nuestras manos en esto del comer. Porque sí, aunque no lo decidimos todo, dentro de los márgenes que nos deja el contexto, nosotras también podemos hacer cosas para cuidar nuestra parcela.

¿A qué nos referimos exactamente cuando hablamos de comer desde lo individual? En este plano, comer implica dos procesos principales: la alimentación y la nutrición.

La alimentación es la parte voluntaria, todo lo que ocurre hasta que yo me trago un bocado. Comprende, por tanto, la selección, la preparación y la ingestión de los alimentos. Es decir, desde pensar qué voy a comer hasta comprar los ingredientes, prepararlos para su cocinado, cocinarlos, mezclarlos, aderezarlos, presentarlos en el plato, poner la mesa… Hasta pensar en el cuándo, cómo y con quién.

En lo personal creo que la alimentación no acaba cuando terminamos el plato, sino que hay que gestionar los residuos producidos, recoger la mesa, lavar los platos… Que igual te parece exagerado, pero es que, si no te encargas tú de todo lo que envuelve poder tener ese plato en la mesa, alguien lo está haciendo por ti.

La alimentación requiere intención, conciencia y decisión; por tanto, es algo que se puede aprender y cambiar. Sus protagonistas son los alimentos y está condicionada por muchas cosas: nuestros gustos, la disponibilidad alimentaria, si existen normas concretas, las patologías, el poder adquisitivo, las costumbres, la situación geográfica, la climatología, la religión, las emociones… Y también la educación que hayamos recibido al respecto (directa o indirectamente).

La nutrición, por otro lado, es un proceso fisiológico involuntario que conlleva la incorporación, la transformación y la utilización de los nutrientes.

Es inconsciente, sucede dentro del cuerpo sin que tengas que pensar en ello —¡y menos mal!— y funciona de manera muy similar en todos los seres vivos de la misma especie. Es decir, independientemente de cómo sea nuestra alimentación, el proceso nutritivo es el mismo para todas (a menos que haya patologías o alteraciones que interfieran en el funcionamiento del organismo en estos menesteres).

Los protagonistas aquí son los nutrientes, y el proceso depende de funciones orgánicas, como la digestión, la absorción y el transporte de esos nutrientes desde los alimentos hasta las células, órganos o tejidos a través de la sangre.

Alimentación y nutrición son procesos relacionados, pero no iguales.

Una de las herramientas más potentes de la cultura de la dieta es hablarnos solo de nutrientes, como si eso fuera lo único importante, como si «comer bien» fuera simplemente una cuestión de hacer buenos cálculos.

Pero no. Lo que comemos son alimentos, que están compuestos todos ellos por un conjunto de nutrientes diferentes en distintas proporciones. Vaya, que nosotras no comemos hidratos de carbono aislados, comemos un alimento que los contiene y que, a su vez, contiene proteínas, grasas, vitaminas y minerales.

El problema es que, cuando la cultura de la dieta nos habla únicamente de nutrientes y nosotras no contamos con la información ni el criterio necesarios para traducir esos «consejos» (que muchas veces suenan más a órdenes) en decisiones reales del día a día, nos deja en una situación de muchísima vulnerabilidad. **Porque, elija lo que elija, por algún motivo nunca va a estar del todo bien o siempre se podría haber hecho mejor.** Esto significa que cada una de nuestras elecciones alimentarias está fiscalizada con un código que ni es realista ni aplicable. **Y lo peor: ni siquiera es nuestro.**

La realidad es que comemos como vivimos. Con prisa, con culpa, con interrupciones. Con el móvil al lado, el correo abierto y la mente haciendo la lista de lo pendiente. A veces comes lo que hay, no lo que quieres. A veces ni sabes qué quieres. Solo sabes que no deberías comer eso. O sí. O da igual, porque ya empezaste. ¿Y luego te preguntas por qué te cuesta «alimentarte mejor»? Como si todo dependiera de hacer una buena lista de la compra.

Nuestras decisiones están atravesadas por mil factores: la historia familiar, los aprendizajes de infancia, la publicidad, el marketing, las modas alimentarias, hasta el tiempo que tenemos, el cansancio acumulado o el tipo de día que llevamos.

Pensar que elegimos desde un vacío neutral
y que basta con «saber lo que es sano» para actuar
en consecuencia es, como poco, ingenuo.

A mí me gusta trabajar con esta idea: nuestras elecciones alimentarias se sostienen en tres pilares fundamentales: el aspecto nutricional junto con nuestras señales de hambre y saciedad, nuestros gustos particulares y lo que nos rodea.

Te explico: de la parte nutricional y las señales corporales vamos a hablar largo y tendido en los próximos capítulos, pero de esto va a depender que le demos a nuestro cuerpo tanto los nutrientes que necesita como las cantidades para funcionar de forma óptima. De nuestros gustos y preferencias va a depender el disfrute, y ya sabes lo que pienso: **sin disfrute no hay una relación sana con la comida.**

Y luego está todo lo que nos rodea. Dentro de ese cajón hay un popurrí de cosas superamplias: nuestros conocimientos nutricionales (lo que nos va a permitir aportar variedad a nuestro plato), pasando por nuestras habilidades culinarias, el tiempo y las ganas de cocinar, lo que tenemos en la nevera, la actividad física, la compañía, las obligaciones a las que debemos atender después… En fin, absolutamente todo lo que me influye de una manera u otra, sea o no responsabilidad mía.

Los elementos de este trío («aspecto nutricional y señales», «gustos y preferencias» y «lo que nos rodea») no siempre nos condicionan de la misma forma ni tienen el mismo peso. Ni falta que hace. No todas las comidas requieren que todo esté perfectamente alineado.

Por ejemplo, si hoy me apetece pasta a la carbonara y tengo tiempo y todo lo necesario, pues listo: cocino pasta a la carbonara. No hace falta complicarse más. Pero, si el día viene apretado y solo tengo media hora entre una cosa y otra, ahí es el entorno el que manda un poco más. En ese caso, tiene sentido pensar en algo práctico y rápido, quizá de abrir botes y bolsas. Algo que me resuelva la comida y con lo que poder cumplir con las demandas que el entorno hoy me está imponiendo.

Comer no es un examen que haya que aprobar cada vez. Es una práctica que se adapta, que responde a lo que pasa dentro y fuera de mí.

El tribunal de «lo correcto» ataca de nuevo

A veces, después de comer, aparece una voz interna que no para de hacernos preguntas cargadas de juicio:

- «¿He comido bien?».
- «¿Esto ha sido demasiado?».
- «¿Me he pasado?».
- «¿Ha sido una comida correcta?».
- «Pero ¿esto tiene todo lo que mi cuerpo necesita?».

Esa voz, que suele hablar en términos de «bueno» o «malo», rara vez tiene en cuenta la complejidad que hay detrás de una elección alimentaria.

A estas alturas, ya sabes que comer nunca es solo comer. Así que, con este ejercicio, quiero que trabajemos juntas para desmontar esa evaluación automática y mirar con más perspectiva qué ha influido realmente en tu comida.

Lo haremos usando un triángulo con tres vértices que representan los elementos principales que suelen estar en juego. Haremos una lista con las cosas de cada ámbito que han tenido importancia en esa decisión, te pongo un ejemplo:

Aspecto nutricional y señales corporales:

- «Tenía bastante hambre y necesitaba algo saciante».
- «Me notaba floja y sabía que necesitaba algo que me diese mucha energía».
- «No tenía mucha hambre».

- «Había comido poco durante el día y me di cuenta de que necesitaba una comida más completa».
- «Tuve en cuenta que llevaba varios días sin comer legumbres».
- «Me sentía ya bastante llena, pero comí un poco más por inercia».

Gustos y preferencias:

- «Me apetecía algo crujiente y salado».
- «Tenía muchas ganas de algo dulce al acabar de comer».
- «Llevaba días con ganas de pizza».
- «Quería comer algo que me gusta mucho, porque estaba de bajón».
- «Me hacía ilusión probar una receta nueva».
- «Comí lo que había, pero la verdad es que no me gustaba demasiado».

Lo que me rodea:

- «Estaba con la regla y necesitaba algo más reconfortante».
- «Elegí algo fresquito porque hacía mucho calor».
- «Tenía solo quince minutos para comer entre reuniones».
- «No tenía nada preparado y tiré de lo que había en la nevera».
- «Estaba en casa de otra persona y comí lo que había».

- «No me apetecía cocinar, así que pedí algo».

- «Comí rápido y sin pensar porque estaba estresada».

- «Era una comida familiar y, aunque no me apetecía del todo, comí lo que se sirvió».

- «Estaba en un entorno donde no me sentía cómoda diciendo que no».

Te toca, piensa en esa comida que no terminas de «perdonarte» y haz tu propio triángulo:

Lo que me rodea

Aspecto nutricional y señales corporales

- ____________________
- ____________________
- ____________________
- ____________________
- ____________________

- ____________________
- ____________________
- ____________________
- ____________________
- ____________________

ELECCIÓN

Gustos y preferencias

- ____________________
- ____________________
- ____________________
- ____________________

Yo he recogido el triángulo así para que quede bonito, pero la realidad es que puede tener todas estas formas también, porque ya hemos dicho que estos ámbitos no van a tener siempre una presencia equitativa:

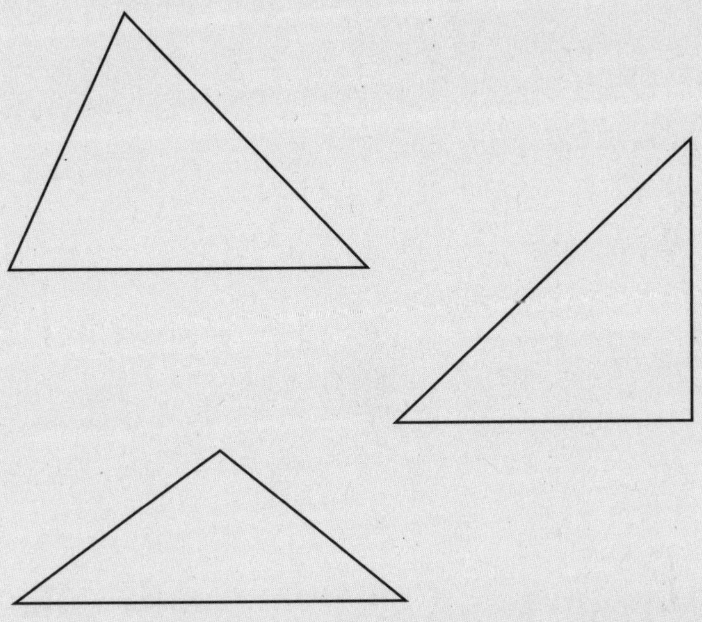

Una vez que hayas hecho tu propia lista, sé honesta contigo misma:

- ¿Qué papel ha jugado cada uno de estos tres elementos en mi elección?
- ¿Ha predominado alguno sobre el resto? ¿Había algún motivo? («Porque me apetecía» es un motivo perfectamente válido, que te conozco).
- ¿Cómo me he sentido después? ¿Cómo me estoy sintiendo ahora?
- ¿Qué es verdaderamente lo que me incomoda?

- ¿El juicio que ha aparecido tiene que ver con la comida o con cómo me contaron que debería ser una comida «correcta»?
- ¿Tiene un impacto real en mi patrón alimentario?
- ¿Es una situación muy habitual que no sé cómo manejar?

La idea aquí no es juzgar ninguna decisión, sino otorgarle el lugar que corresponde y analizar si es algo sobre lo que podría trabajar o si es una cosa puntual por una circunstancia específica que se escapa de mi control.

Es importante tener presente que, en lo que respecta a la alimentación, **lo que tiene impacto en mi salud, en mi vida y en mi cuerpo es lo que se repite**.

Alimentación en tiempos de ruido

Llegadas a este punto, espero que sepas que comer debería ser algo tan simple y cotidiano como respirar o dormir. Sin embargo, se ha convertido en uno de los actos más ruidosos de nuestra vida, porque lo hacemos rodeadas de mensajes contradictorios, juicios, etiquetas, alertas, gurús, *influencers*, aplicaciones que puntúan los alimentos y cuerpos que se muestran como recompensa o castigo según lo que se come.

En este caldo de cultivo, la comida no es solo comida. Es «buena» o «mala», «permitida» o «prohibida», «limpia», «trampa», *«fit»*, «ultraprocesada», «sana», «real», «basura», «guarrería», «mierda», «una bomba»…

En nuestra sociedad, lo que comemos ha dejado de estar vinculado a la necesidad o al placer y se ha relacionado —de forma perversa— a la **idea de «cuerpo ideal», éxito personal y obligación moral**. Y la cultura de la dieta ha hecho su trabajo: nos ha vendido la restricción como virtud, el deseo como una amenaza y el miedo a engordar como una verdad universal.

Y, de repente, comer va de demostrar quién eres, cuánto te controlas, cuánto sabes, cuánto vales.

Y ya no decides si comer pasta o ensalada, decides «hacer bien las cosas» o no, si «vas a engordar» o no.

Para poder entender cómo hemos llegado hasta aquí, hace falta nombrar lo que hay detrás: **la moralización de los alimentos, la restricción y el miedo a engordar.**

VAMOS A PARARNOS AQUÍ

¿Quién está haciendo tanto ruido?

Estoy segura de que, cuando piensas en comida, rara vez estás sola. En tu cabeza seguramente conviven varias voces. Hay una que te dice lo que «deberías». Otra que se muere por lo que te gusta. Una que calcula. La que se culpa. Algunas gritan. Otras solo susurran..., pero están ahí. Todo el tiempo.

Vamos a ponerles cara. A nombrarlas. Porque, cuando las reconoces, ya no te confundes con ellas. Ya no te manejan igual.

Te presento a algunos de los personajes que suelen salir a escena cuando la relación con la comida es compleja. Puedes usarlos tal cual, modificarlos o crear los tuyos propios. La idea es que empieces a distinguir qué parte de ti habla en cada momento. Solo así podrás, poco a poco, escucharte de verdad.

- **La gurú del bienestar:** ella tiene un máster en culpa y un doctorado en ingredientes «inflamatorios». Aparece con mensajes tipo: «¿Vas a comer eso con gluten, azúcar y lácteos? Luego no te quejes de sentirte mal. Te sentaría mejor un *bowl* de quinoa con kale, ya lo sabes».

- **La nutricionista interna (*spoiler*: no es nutricionista):** tiene una calculadora en la cabeza y mide todo en calorías, macros y remordimientos. «Vale, si comes eso ahora, te toca cenar algo ligero. Y mañana haz un poco más de ejercicio para compensar. ¿O prefieres saltarte la merienda?».

- **La disfrutona:** ama comer, odia las normas y aparece justo cuando las otras ya han hablado demasiado. «Mira, me da igual el índice glucémico, los gramos de azúcar y las calorías. Yo lo que quiero ahora es una napolitana calentita y un café con leche. ¿Tanto rollo para esto?».

- **La voz de mamá o la preocupación heredada:** te quiere, pero siempre ha tenido miedo a engordar (porque así se lo enseñaron). «No es por fastidiarte, hija, es por tu salud. Ese tipo de cosas luego se notan. Tú antes estabas más delgadita, ¿te acuerdas?».

- **La rebelde:** creció a dieta y ahora se venga de cada restricción pasada. «¿Tú me vas a decir otra vez lo que debo comer? Mira cómo me como esto porque me da la gana, sin justificación y sin explicarte nada. Y, si me duele la barriga, pues me aguanto».

Ahora te toca a ti.

Puedes escribir tus propias voces. ¿Qué te dices cuando piensas en comer algo que «no deberías»? ¿Qué voces son tuyas y cuáles te han enseñado? ¿Quién suele tomar el control en tu diálogo interno?

La moralización de los alimentos

¿Alguna vez te has sentido bien por pedir ensalada y «mal» por comerte un cruasán? ¿Has pensado que estabas «portándote fatal» por pedir postre o que te «compensaba» haber ido al gimnasio porque así te habías ganado la pizza?

Eso es moralizar la comida. Lo vivimos cada día, en frases que parecen inofensivas, pero que no lo son en absoluto: «Esto engorda», «Esto es pecado», «Soy adicta a esto», «No tengo control»… Es ese juicio constante, silencioso y agotador que convierte lo que comemos en una especie de medalla o castigo. Como si cada alimento llevara una etiqueta invisible de «bueno» o «malo» en función del impacto que creemos que tienen ciertos ingredientes en la salud o en cómo se ve nuestro cuerpo.

Pero, ojo, esa forma de clasificar lo que comemos no es objetiva ni científica, ni tampoco universal. Es completamente arbitraria, porque la moralidad es un invento humano, no un rasgo natural.

En realidad, ningún alimento es bueno o malo en sí mismo, todo depende del contexto en el que aparece y de cómo lo incorporamos a nuestra vida.

El problema es que, cuando usamos estas etiquetas para referirnos a los alimentos, les damos poder sobre nuestros sentimientos y emociones. ¿Cómo no me voy a sentir mal si creo que estoy comiendo algo «insano» o algo que es «basura»?

Además, si el alimento me gusta, por muy «malo» que lo considere, no va a dejarme de gustar, así que el conflicto está servido. Seguramente intente evitarlo durante un tiempo, pero, cuando ya no pueda más, es muy probable que lo coma con ansiedad, con culpa, con prisa…, sin disfrutarlo. Y después vendrá la crítica interna, la sensación de fallo, el «no tengo fuerza de voluntad». **Estoy convencida de que has vivido esta situación y de que estás asintiendo con la cabeza mientras me lees.**

Este bucle no solo deteriora mi autoestima, también va desgastando la relación que tengo con la comida y con mi propio cuerpo. Por eso, dejar de dividir los alimentos en buenos y malos, sanos o insanos, dejar de repetir que «esto es una guarrería» o que «esto no debería comerlo» es un paso enorme para poder reconciliarnos con la comida.

Poner a todos los alimentos en el mismo escalón moral no significa comer cualquier cosa sin criterio, significa poder elegir con libertad.

Y esto es indispensable para tener una buena relación con la comida y para alimentarme de forma saludable, entendiendo la salud, como hemos visto, como algo que va mucho más allá de lo físico o lo estético. Todos los alimentos pueden (y deben) convivir en paz y ocupar su lugar en nuestro patrón alimentario.

Los sacos en mi cabeza

A lo largo de la vida, vamos metiendo alimentos en distintos sacos mentales: los que creemos que son buenos, saludables, permitidos, y los que son malos, insanos o «engordan». Cada persona nombra esos sacos de forma distinta, según lo que ha aprendido. Lo interesante es que muchas veces ni siquiera nos damos cuenta de que los llevamos encima. Vamos a pararnos a mirar qué hay en ellos.

El primer paso de este ejercicio es nombrar tus sacos. Puedes ponerles un título o varios, también pueden estar en un saco u otro en función de lo que te generan (emociones o pensamientos) o de lo que te cuesta comerlos.

Después, vamos a rellenar esos sacos. Piensa en alimentos concretos. ¿Qué comidas metes en cada uno? Anótalas sin pensarlo demasiado. Pueden ser ingredientes sueltos (pan, aceite, chocolate, aguacate) o platos completos (pizza, ensalada, arroz con cosas). Lo importante es que sean significativos para ti.

Título: _________________   Título: _________________

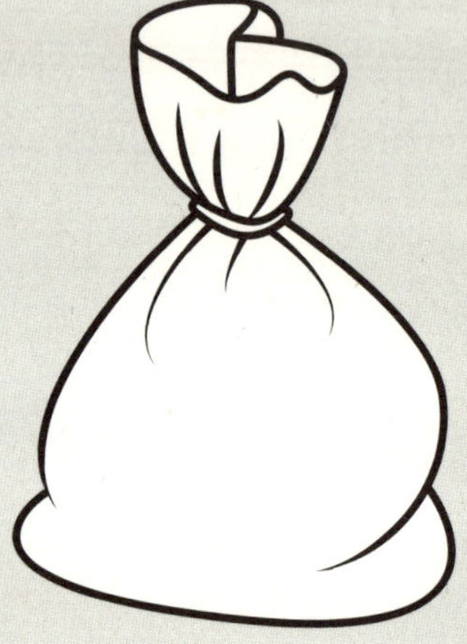 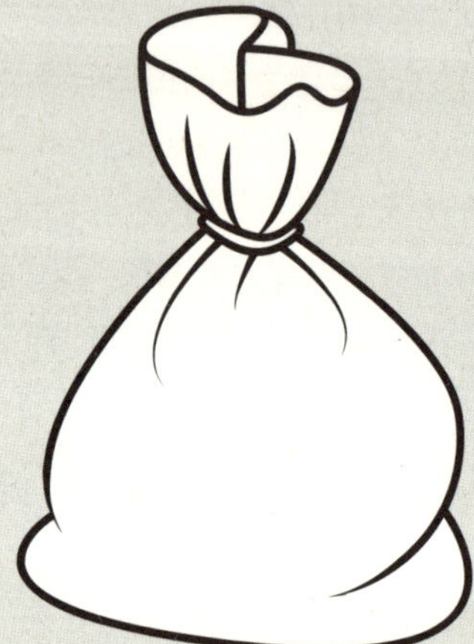

Ahora que los tienes delante, te propongo ir un poco más allá:

¿Qué pasaría si mezclas alimentos de ambos sacos?

Por ejemplo: una ensalada con croquetas. Un arroz integral con una cucharada de mayonesa. Un yogur natural con galletas rellenas. ¿Dónde lo colocarías? ¿En qué saco cabe eso? ¿Y si comes algo del «saco bueno» y luego, de postre, algo del «saco malo»? ¿Tiene sentido seguir clasificando los alimentos así? ¿O estamos forzando la realidad para que encaje en una lógica que no nos ayuda?

La idea no es quedarnos sin criterio, sino dejar de usar etiquetas que nos limitan y generan malestar. **Comer no es un juicio moral. Y mezclar no es un pecado.** A veces, es justo lo que necesitamos para empezar a deshacernos de los extremos y la dicotomía.

Restricción alimentaria

Marta se prometió que hoy iba a portarse bien. Desayunó solo un café con leche. A mediodía, una ensalada «ligera pero rica». A media tarde, empezó a dolerle la cabeza.

A las seis sintió hambre, pero pensó: «Mejor me espero a la cena». A las nueve, mientras preparaba algo rápido, se comió un trozo de queso. Luego otro. Y un puñado de pan. Después, unas nueces, unas uvas, un poco de arroz que había sobrado a mediodía...

Cuando quiso darse cuenta, ya no le apetecía lo que iba a cenar, pero, después del rato que llevaba cocinando, ¿cómo no iba a comérselo?

Se sintió desorganizada. Como si hubiera hecho algo mal. Como si hubiera fallado.

Seguro que, aunque no te llames Marta, has vivido una situación parecida. Quizá no fue en la cena, sino con unas galletas en el café o ese momento en que decides hacer un picoteo con amigos y, de repente, te preguntas si deberías seguir comiendo o parar. Situaciones cotidianas que parecen normales, pero que esconden ese tira y afloja entre lo que quieres y lo que crees que deberías hacer.

Y no, no es falta de fuerza de voluntad. Se llama restricción.

La restricción alimentaria es cualquier tipo de control que ejercemos sobre lo que comemos. Puede ser consciente o inconsciente y estar motivada por distintas razones:

- **Por salud:** cuando, por alguna condición médica, hay que evitar ciertos alimentos. Por ejemplo, en alergias alimentarias, patologías digestivas, celiaquía, intolerancias…

- **Por motivos éticos o morales:** como en una alimentación vegetariana o vegana.
- **Por razones culturales o religiosas.**
- **Por presión estética** o intento de controlar o modificar la forma del cuerpo.

La restricción, como casi todo en alimentación, no es buena ni mala en sí misma. Su impacto depende siempre del contexto y de cómo afecta al bienestar de la persona. Pero, sea como sea, **toda restricción tiene consecuencias**. Y estas serán más o menos perjudiciales según el motivo que la origina, la intensidad con la que se mantiene y el impacto que tiene en el día a día.

La restricción puede manifestarse de diferentes formas:

- **Restricción física:** cuando la persona no come lo que le apetece, la cantidad que le apetece, en el momento que le apetece o cuando hace compensaciones físicas después de comer (saltarse comidas, comer más ligero sin tener en cuenta las señales de hambre, hacer más actividad física, uso de laxantes, purgas…).
- **Restricción mental:** cualquier juicio que aparece alrededor de la comida o de las personas cuando comen (incluida una misma). También son formas de restricción mental frases como:
  - «Hoy me lo como, pero mañana empiezo la dieta».
  - «Me lo como porque no tengo fuerza de voluntad».
  - «Con este alimento soy débil».
  - «Soy adicta a esto».

Es posible (y muy habitual) que convivan la restricción física y la mental. **Y lo más importante: el cuerpo y el cerebro reaccionan igual ante una y ante otra.** No necesitas dejar de comer para que tu cuerpo active las alarmas, basta con que sienta la amenaza de que vas a hacerlo.

Vamos a ver algunas consecuencias de la restricción. No para alarmarte, sino para que puedas identificar patrones que a menudo se viven como algo personal, como fallos tuyos, pero que realmente vienen de algo mucho más complejo (y compartido por muchas personas, aunque cada una en su propia intimidad).

Estas consecuencias aparecen cuando, de forma sostenida, el cuerpo percibe que la energía disponible es menor de la que necesita para funcionar con normalidad. Porque, como ya hemos dicho, comer (y no de cualquier manera) es imprescindible para sobrevivir y desarrollarse.

Evidentemente, no puedo incluirlas todas, pero sí las más frecuentes o representativas. No hace falta que te sientas identificada con cada punto. Y, si te pasa algo que no está aquí, eso no significa que no tenga relación con la restricción.

- **Consecuencias fisiológicas**
  - Alteraciones y desconexión de las señales de hambre y saciedad.
  - Disminución del gasto energético basal.

- Aumento de la capacidad del cuerpo para almacenar grasa.

- Desconexión del placer al comer (gustos, apetencias, interés por la comida).

- Sensaciones de urgencia y descontrol por consumir los alimentos, especialmente los restringidos.

- Cansancio, fatiga, niebla mental.

- Dificultad para concentrarse.

- Cambios en el ciclo sueño-vigilia.

- Alteraciones digestivas y menstruales.

- **Consecuencias conductuales**

  - Mayor probabilidad de comer a escondidas, de tener ingestas «descontroladas» o de recurrir a conductas compensatorias.

  - Obsesión con las cantidades, las calorías, las raciones...

  - Vergüenza al comer delante de los demás.

  - Aislamiento social.

  - Comparaciones constantes con lo que comen otras personas y con la forma de su cuerpo.

  - Preocupación por lo que los demás piensan acerca de tu cuerpo, de la cantidad que comes, de tus elecciones...

- **Consecuencias emocionales**

  - Aumento de pensamientos relacionados con la comida y obsesión con esta.

  - Alteración de los sistemas de recompensa de la comida: olor, palatabilidad...

  - Disminución de la autoestima.

  - Emociones muy habituales: vergüenza y culpa.

  - Aumento de la ansiedad y de los niveles de estrés.

En cualquier caso, déjame decirte que la mayoría de las consecuencias de la restricción son reversibles cuando dejamos de restringir. **No es fácil, pero sí posible. Y merece la pena.**

VAMOS A PARARNOS AQUÍ

El radar, la lupa y el mapa

Puede que ahora pienses: «Entiendo lo de la restricción..., pero ¿cómo sé si me está pasando a mí y cuánto me afecta?».

Buena pregunta. Porque, a diferencia de una alarma de incendios, la restricción no hace ruido. Se cuela en frases pequeñas, en decisiones cotidianas, en excusas que parecen sensatas. Y, como llevamos tanto tiempo conviviendo con ella, a veces ni la notamos. Por eso te propongo un ejercicio muy simple para empezar a afinar el radar.

El radar

Durante un día (o una comida, si prefieres algo suave para empezar), intenta observar qué te dices a ti misma cuando piensas, eliges o comes algo. Solo eso, observar.

No hace falta cambiar nada ni pelearte con los pensamientos. Solo detectarlos.

Algunas frases que pueden aparecer son:

- «Esto no debería comerlo entre semana».
- «Ya he comido bastante».
- «Hoy me estoy pasando».
- «Bueno, me lo permito porque es viernes».
- «Esto engorda».
- «Mañana me porto bien».
- «Ya que he empezado, lo acabo».

Cada vez que una de estas ideas aparezca, imagina que suena un «¡ping!» interno que activa tu radar mental.

La lupa

Cuando tengas un momento tranquilo (por la noche o al día siguiente), elige uno o dos de esos pensamientos y ponte la lupa. Escríbelos en un papel y responde, sin prisa:

- ¿De dónde crees que viene este pensamiento?
- ¿Qué crees que intenta proteger o evitar?
- ¿A quién se parece esa voz? ¿Es tuya o de alguien más?
- ¿Qué te hace sentir cuando aparece?
- ¿Qué necesidad real puede esconder?

No busques tener todas las respuestas claras. Se trata de escuchar(te).

El mapa

Ahora que has identificado el pensamiento y lo has mirado con lupa, pregúntate:

- ¿Este pensamiento me acerca o me aleja de tener una relación tranquila con la comida?
- ¿Me ayuda a tomar decisiones conectadas con mi cuerpo y mis necesidades?
- ¿Hay algo que podría probar distinto la próxima vez que aparezca?

Si surge una idea, anótala. Y, si no, simplemente reconócelo como una pieza más de tu mapa personal. A veces, entender por dónde andamos es más útil que correr hacia otro sitio.

Recuerda: este ejercicio no busca eliminar pensamientos, sino empezar a crear espacio entre tú y ellos. **Para que no manden solos. Para que puedas elegir con más libertad.**

Miedo a subir de peso

Marta estaba en el probador. En ropa interior. Bajo esa luz asesina que parece diseñada por alguien que desde luego odia a la humanidad. Había cogido una talla 40 por costumbre, sin pensar. Pero el vaquero no pasaba del muslo. Se lo quitó rápido, con rabia. Como si el pantalón tuviera la culpa. Como si su cuerpo le estuviera fallando.

Miró el vaquero, luego su reflejo. Y entonces empezó el debate interno: «Podría volver a probar la 40 y aguantar la respiración...», «Seguro que es esta tienda, que tallan pequeño», «No necesito una talla más, necesito fuerza de voluntad», «Es una mala semana. Hinchazón. Hormonas...

Aunque tanto quedar con mis amigas tampoco ayuda», «No compres nada. Ponte a hacer más cardio. Bebe más agua, ayuna. En una semana ya lo hemos solucionado», «No te rindas. Una talla más es el principio del fin»...

Se quedó un momento quieta. Desnuda, incómoda, peleando con una tela y con mil ideas diferentes, cada cual más descabellada. Sabía que había una 42 en el perchero. Sabía que probablemente le quedaría mejor. Pero cogerla era admitir algo que no quería decir en voz alta: que su cuerpo había cambiado. Y, en su cabeza, ese cambio era una amenaza. Una señal de descuido, de fracaso. Una alerta roja que decía: «Vas por mal camino».

No sabía muy bien cuándo había empezado, pero lo tenía claro: subir de peso era lo peor que podía pasarle. O, al menos, eso le habían hecho creer.

No lo decía en voz alta, claro. Suena superficial. Suena frívolo. Pero estaba ahí, como un susurro constante mientras se servía un plato de pasta, mientras se miraba de lado en todos los escaparates, mientras desabrochaba el botón del pantalón al llegar a casa, cuando tenía que hacer el cambio de armario, cuando veía una báscula, cuando alguien le ofrecía un dulce que le gustaba mucho...

Y lo peor no era el pantalón ni la talla, ni siquiera la báscula. Lo peor era que todo eso se había colado dentro de su cabeza. Y había echado raíces.

Porque no era solo miedo a engordar.

Era miedo a no valer.

A no ser suficiente.

A dejar de merecer.

El miedo es una emoción básica en el ser humano. Surge como respuesta a un peligro o amenaza y su función principal es protegernos y ayudarnos a evitar situaciones que podrían ser dañinas. Cuando algo nos da miedo, el cuerpo activa una respuesta fisiológica conocida como «respuesta de lucha o huida». Vamos, que lo que el miedo quiere es que o te vayas cagando leches o te enfrentes a la situación. Las dos cosas destinadas a que sobrevivas. Realmente puede haber una tercera respuesta al miedo: el bloqueo. Algunos autores lo consideran respuesta y otros ausencia de respuesta. Yo no me voy a meter en camisas de once varas, solo quiero que sepas que también existe ese escenario.

Me parece fundamental remarcar que **el miedo, al igual que el resto de las emociones, no es ni malo ni bueno, es completamente necesario**. Lo que ocurre es que las emociones nos pueden resultar a veces más agradables y otras más desagradables, pero todas cumplen su función.

Otra cosa importante que necesitas conocer para entender tu respuesta ante la posibilidad de subir de peso es que el miedo está estrechamente vinculado con una parte primitiva de nuestro cerebro que se llama amígdala. Esta estructura cerebral pone en marcha una respuesta automática y muy rápida. Muchas veces esto ocurre incluso antes de ser conscientes de lo que está pasando, y mucho antes de que puedas analizarlo racionalmente.

**Tú puedes entender perfectamente
que subir dos kilos no te pone en peligro,
pero, cuando se presenta una situación que aumenta
la probabilidad de engordar, actúas como
si hubiese un león suelto delante de ti.**

En nuestra sociedad, todas tenemos miedo a subir de peso. **No es algo que nos nazca de dentro, es un miedo construido socialmente y alimentado por mensajes cotidianos**: comentarios sobre cuerpos ajenos, dietas disfrazadas de autocuidado, elogios por adelgazar, críticas a la «falta de fuerza de voluntad»… Estos mensajes los recibimos desde pequeñas, y con cinco años nuestro cerebro ya ha asumido que subir de peso está mal y que todas las conductas que lo eviten, sean saludables o no, están bien (aunque a esa edad no tengas ni idea de lo que es una conducta).

Estas conductas giran principalmente en torno a dos cosas: controlar la alimentación y aumentar la actividad física. Aunque la ciencia ya nos ha demostrado que en el control del peso influyen muchos más factores, y gran parte de ellos ni siquiera se pueden modificar (un ejemplo podría ser la genética), todo eso cala hondo, sobre todo si llevas años desconectada de tus señales internas o si has aprendido que no puedes confiar en tu cuerpo.

El miedo actúa como una especie de alarma constante que te dice: «No te salgas del guion, no te confíes, no te pases, no te relajes». Puede que no lo identifiques como miedo a engordar, igual lo sientes como miedo a perder el control, miedo a comer ciertos alimentos, miedo a sentir placer, miedo a que te juzguen por cómo comes o por cómo te ves…

A menos que hayas hecho un gran trabajo de deconstrucción, lo más probable es que aún, en algún lugar de tu cabeza, estés convencida de que estar delgada es bueno y estar gorda es malo. Pero esto es un prejuicio cultural. **Y los prejuicios culturales nos dan seguridad y sensación de pertenencia al grupo**. Vamos, que todas tenemos este prejuicio metido dentro, por muy incómodo que nos resulte leerlo.

Nuestro cerebro se ha acostumbrado a esto, y su forma de protegernos (para sentirnos aceptadas y vivir en sintonía con las expectativas sociales) es actuar como si subir de peso fuese realmente un peligro para nuestra supervivencia. Así se construye un sistema de creencias basado en la idea de que engordar está mal, y esto nos lleva a dar por cierta cualquier cosa que lo confirme y a desconfiar de todo lo que lo cuestione.

Es decir, los prejuicios implícitos funcionan como un filtro sobre nuestra percepción del mundo. Nuestros pensamientos están sesgados y el cerebro presta especial atención a todo aquello que puede darnos la razón. Es como el algoritmo de Instagram: te enseña más aquello que ya crees.

Todo este jardín se refleja en nuestra forma de actuar cuando sentimos que algo puede hacer realidad nuestro miedo, principalmente de dos formas:

- **Evitando todo aquello que me han dicho que engorda.** De ahí el rechazo hacia alimentos más calóricos, al azúcar, a ciertos tipos de cocinado como los fritos, a las grasas, a ciertas cantidades, a las salsas…, porque hay un mensaje constante de que esto nos hace engordar.
- **Corrigiendo o compensando lo que hemos hecho «mal».** Si comemos algo «prohibido», la respuesta más probable es: comer menos en la siguiente ingesta, saltarnos comidas, aumentar el ejercicio físico…, como si de esta manera «borrásemos el error». Pero esto tampoco funciona así.

Lo cierto es que evitar
lo que te da miedo te hace
sentir segura a corto plazo,
pero a largo plazo hace
que tengas aún más miedo.

Total, que te metes en un bucle del que cada vez cuesta más salir. Y, si encima ese miedo compromete a una necesidad fisiológica básica como es comer, tu vida deja de ser vida y solo es miedo.

Podemos enseñar a nuestro cerebro a responder de otra forma frente a ese miedo, pero a mí me parece una utopía pensar que llegará un momento en el que nos dé exactamente igual subir de peso. Puede que eso nunca ocurra, pero sí **podemos conseguir que nuestra forma de actuar, de relacionarnos con la comida y con el movimiento no esté condicionada por ese miedo**.

Y ¿cómo hacemos eso?

Pues del mismo modo que hemos enseñado a nuestro cerebro a creer que subir de peso es un peligro: ahora tenemos la tarea de reeducarlo. Y nuestro cerebro no se convence con discursos, porque el miedo es desconfiado.

Al miedo hay que mostrarle cosas, no contárselas.
Hay que demostrarle en la vida real que tiene
que cambiar su forma de actuar.

Te lo explico con un ejemplo. Cuando me ofrecen una tarta (sí, con su azúcar y todo) tengo tres opciones:

Esto queda muy bonito para un capítulo de un libro, lo sé. Pero también sé que tú me estás leyendo y pensando: «Claro, pero es que, si me como un trozo de tarta, la cosa no queda ahí, porque voy a querer más y, si me lo permito todo, comería tarta todos los días y a todas horas». Y entiendo que pienses así. Pero te aseguro que eso no es lo que ocurre, **porque tu cuerpo no tiene ningún interés en sabotearse** ni tiene especial empeño en que subas de peso, ni le interesa comer tarta eternamente.

Trabajar todo esto es un proceso complejo y, si te lo puedes permitir, lo ideal es hacerlo acompañada por profesionales de la nutrición y de la psicología. Pero otras cosas —como leer este libro— pueden ir abriendo camino.

VAMOS A PARARNOS AQUÍ

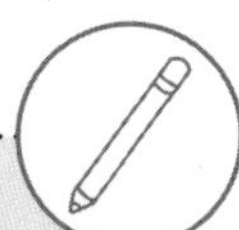

Ver el miedo y quedarme conmigo

Este ejercicio no va de convencer a tu mente de que subir de peso no es peligroso (eso ya lo sabes), sino de empezar a mostrarle, poquito a poco, que puedes quedarte contigo incluso cuando aparece el miedo.

Y que no pasa nada, no estás sola y puedes elegir actuar desde otro lugar.

Nombra tu miedo: busca un momento tranquilo y escribe frases que empiecen por: «Me da miedo que...» o «Tengo miedo a...». Empiezo yo:

- Me da miedo engordar, que dejen de verme igual y dejen de quererme.
- Tengo miedo de perder el control con la comida.
- Me da miedo que me juzguen si me ven comer algo «que no debo».

No intentes corregir ni juzgar nada de lo que piensas. Solo ponle nombre y déjalo salir.

____

____

____

____

____

____

Explora la historia del miedo: para cada uno de esos miedos, pregúntate:

- ¿Dónde y cuándo crees que empezaste a tener este miedo?

- ¿Quién te enseñó que eso era peligroso?
- ¿Qué parte de ti intenta proteger este miedo?

____

____

____

____

____

____

____

Puede que haya preguntas que no sepas responder, no pasa nada, pero este paso es clave para ver que **el miedo no es innato, sino aprendido**.

Identifica la reacción automática: piensa en una situación reciente donde ese miedo apareció (por ejemplo: comiste un alimento «que no es bueno», no entrenaste ese día, te sentiste hinchada, etcétera) y reflexiona:

- ¿Qué hiciste automáticamente?
- ¿Esa reacción en ese instante te calmó... o solo te alejó de ti? ¿Y horas después?

____

____

____

____

____

____

Planea algo distinto: escoge una pequeña acción que desafíe ligeramente ese miedo, pero que te parezca tolerable. No tiene que ser una gran hazaña. Aquí lo que cuenta no es lo que hagas, sino lo que simboliza. Por ejemplo:

- Comer ese alimento que sueles evitar, sin «compensar» después.
- Prepararte una comida que te apetece, no la que «toca» o «deberías comer hoy».
- Comer pan en una comida cuando antes lo habrías evitado «porque ya hay arroz o pasta».
- Sentarte a ver una película después de comer en lugar de buscar algo «productivo» que «compense».

____

____

____

____

____

____

____

El objetivo es mostrarle a tu cerebro, con hechos, que no estás en peligro.

Recuerda que las cosas no se hacen sin miedo,
se hacen con el miedo de copiloto y tú al volante.

3

CUANDO EL COMER SE CONVIRTIÓ EN UN EXAMEN

Si no entiendes lo que comes no es culpa tuya

Muchas veces, cuando Marta está en la cocina, revisando lo que tiene en la nevera y qué puede cocinar para el día siguiente, le viene una idea a la cabeza que se repite con frecuencia: nadie le enseñó realmente a comer.

Desde pequeña, recibió mensajes de que había **alimentos buenos y malos**, que el chocolate era para ocasiones especiales, que con las chuches se picaban los dientes y que, si comía mucho pan, acabaría engordando. En casa, en el colegio, en la tele…, lo recordaban por todas partes.

Todo el mundo opinaba sobre lo que debía o no llevarse a la boca, pero nadie le preguntaba si tenía hambre o si le gustaba lo que estaba comiendo.

Si cerraba los ojos, podía imaginar con nitidez la pirámide alimentaria que le enseñaron en clase: montones de pan, arroz y pasta en la base, frutas, verduras, carnes, pescados, huevos y legumbres en el medio y dulces en la punta, acompañados de mensajes alarmistas, como si fueran un peligro. A ella le gustaban los dulces, pero en su casa rara vez había. Y, cuando alguna vez los pedía, siempre había un adulto que contestaba algo como: «¿Te parece que eso es de niñas sanas?», «Eso es puro azúcar» o «Si te portas bien, el fin de semana te lo compro».

Sin embargo, en cada cumpleaños o celebración, lo que se ofrecía era precisamente eso: lo «prohibido». Así que Marta, al igual que el resto de los niños, comía hasta que acababa doliéndole la barriga.

Desde el principio, todo giraba en torno a lo que engorda, lo que adelgaza, lo que es «sano» o «insano». Marta no aprendió a comer, sino a tenerle miedo a la comida.

Con los años, Marta se dio cuenta de que sabía contar calorías, pero **no sabía escuchar a su cuerpo**. Sabía distinguir entre productos *light* y «normales», **pero no entre el hambre y la saciedad**. Había memorizado lo que tenía poca grasa, pero no sabía si le gustaba comerlo.

Como hemos visto, el comportamiento alimentario está regulado por la intervención de múltiples variables, algunas de ellas externas o ambientales, como las costumbres, los hábitos o las decisiones personales, y otras internas, como las reacciones bioquímicas, fisiológicas o psicosensoriales. Aunque en muchas ocasiones «comportamiento alimentario» y «conducta alimentaria» se utilizan como sinónimos, hay una ligera (pero no despreciable) diferencia entre estos dos conceptos: **el comportamiento alimentario se refiere al conjunto** de acciones observables relacionadas con la alimentación**, todo aquello que tiene que ver con **el qué, el cómo, el cuándo, el cuánto, el dónde y el con quién nos alimentamos**. Es decir, comer rápido o lento, saltarse una comida, picar entre horas o comer viendo la tele son ejemplos del comportamiento alimentario.

Por su parte, **la conducta alimentaria incluye el comportamiento alimentario, pero también los aspectos internos y subjetivos que lo explican**, como **las emociones, los pensamientos, las creencias, los aprendizajes o las motivaciones**. De esta forma, comer por aburrimiento, evitar ciertos alimentos por miedo a aumentar de peso o usar la comida como autocuidado son ejemplos de conducta alimentaria.

Desde que nacemos, recibimos mensajes que moldean nuestra manera de comer. Y no solo influye lo que nos dicen, también lo que vemos y cómo se comportan los adultos de referencia. En general, la educación alimentaria cuando somos pequeñas se basa en normas: nos enseñan qué está bien comer, cuándo y cuánto, pero la mayoría de las veces lo hacen **sin atender a nuestras necesidades o a las señales del cuerpo**.

Además, **la alimentación se orienta mucho al rendimiento y a la salud**. La comida se presenta como una herramienta para rendir en clase, para prevenir enfermedades, para estar delgada y evitar «excesos». **Todo muy funcional y muy correcto.** Se habla de «portarse bien» o «mal». Se utiliza como premio o como castigo, con lo que aprendemos a juzgar los alimentos y nuestros deseos.

**Y, así, se va tejiendo nuestra
relación con la comida.**

Una relación que, en lugar de estar mediada por la curiosidad o el placer, se llena de juicios, prohibiciones y objetivos ajenos. ¿Tienes hambre? Da igual, aún no es la hora de comer, tendrás que esperar. ¿Estás llena? Da igual, tienes que terminarte el plato. ¿Te apetece repetir? Cuidado, ya has comido suficiente y excederse «engorda».

Todo esto, por supuesto, con la mejor intención o, incluso, pensando en nuestro bien. Pero ya sabemos que la intención no siempre salva el resultado. El objetivo no es ni mucho menos buscar culpables; **tu entorno probablemente lo hizo lo mejor que pudo en ese momento**. Pero ya está bien de cargar con piedras que jamás deberían haberse depositado en nuestra mochila. Y ya está bien de repetir patrones que sabemos que no ayudan.

En la educación alimentaria no se nombran muchas cosas importantes (como todas las que llevamos vistas hasta ahora) y las que se nombran, siento decírtelo, a menudo se hacen a medias. Porque, incluso si la comida fuera exclusivamente nutrientes y energía —que no lo es—, la información que se nos da, en ocasiones, es incompleta, sesgada y, muchas veces, contradictoria.

No querría yo que me vieses como tu profe de Biología, pero necesito que entiendas cómo funciona tu cuerpo (bueno, por lo menos un poco de lo que sabemos de él) con respecto a esto del comer.

No para que lo controles, sino para que, por fin, lo escuches.

Porque, si vamos a hablar de comida, tenemos que hablar del cuerpo entero. Del cuerpo real. Del cuerpo que siente, que digiere, que desea, que protesta y que pide. Y eso, amiga, empieza por dejar de tratarlo como una máquina defectuosa que hay que arreglar y empezar a verlo como lo que es: tu casa.

Tu cuerpo sabe lo que hace

Marta se abrochó el pantalón con esfuerzo. Otra vez. Llevaba toda la tarde con la barriga hinchada, como si hubiera inflado un globo dentro. Se miró en el espejo del baño y frunció el ceño. No era hambre, no era dolor…, era incomodidad. Sensación de estar llena sin haber comido tanto. ¿O sí? ¿Había comido algo que le sentaba mal?

Empezó a repasar mentalmente: la comida del mediodía, los snacks, el café de después. Se preguntó si había mezclado mal los alimentos. Si habría sido el pan. O la cebolla. O la fruta después de comer. ¿Sería eso del gluten? ¿Había comido alimentos «inflamatorios»? ¿O acaso sería el cortisol?

Tenía treinta y pico años y no tenía ni idea de cómo funcionaba su sistema digestivo. Solo sabía que a veces su barriga se hinchaba, otras veces hacía ruidos y otras simplemente no reaccionaba. Y, cada vez que eso pasaba, se culpaba: «¿Qué he comido mal? ¿Qué he hecho mal? ¿Qué parte de esto es normal y cuál no?».

Nadie le había explicado de manera clara qué pasa dentro del cuerpo cuando comes. Solo le habían dicho que masticara bien, que no hablara con la boca llena y que no repitiera plato. Todo lo demás lo había ido deduciendo entre influencers, etiquetas sin gluten y artículos que prometían «tripas felices» si eliminabas medio supermercado.

A veces, sentía que vivía dentro de un cuerpo con instrucciones en otro idioma.

Marta no es la única con esta avalancha de pensamientos cada vez que se da cuenta de algo de lo que ocurre en su organismo. Esa sensación de desconcierto frente al propio cuerpo, de no entender por qué unas veces se hincha, otras se siente incómoda y otras parece una máquina bien engrasada es algo que muchas compartimos (me atrevo a apostar que tú en algún momento también has estado ahí).

¿Cómo es posible que llevemos toda la vida comiendo y, aun así, sepamos tan poco sobre qué pasa después de tragar? Yo creo que ya es hora de ponerle remedio. Hablemos brevemente del **proceso digestivo**.

Nuestro sistema gastrointestinal (o digestivo) es el que se encarga de preparar los alimentos que ingerimos para que sus componentes (nutrientes y otros compuestos bioactivos) puedan llegar a todos los rincones del cuerpo y ejercer sus funciones. Pero no solo se dedica a «repartir comida». No debemos olvidarnos de que el sistema digestivo también cumple un papel defensivo fundamental, ya que actúa como una frontera entre lo que viene del exterior (comida, microorganismos, tóxicos, etcétera) y el interior del cuerpo.

En los seres humanos, el sistema digestivo está compuesto por el tracto gastrointestinal (también llamado tubo o tracto digestivo) y las glándulas anejas. El tubo digestivo **comienza en la boca y termina en el ano**, y a lo largo de su recorrido existen una serie de estructuras diferenciadas que cumplen un papel específico en la función global, las cuales son: **boca, faringe, esófago, estómago, intestino delgado, intestino grueso y ano**.

En cuanto a las glándulas anejas, estas incluyen las glándulas salivales, el páncreas, la vesícula biliar y el hígado, que colaboran activamente en el proceso digestivo mediante la secreción de sustancias que facilitan la degradación y la absorción de los nutrientes.

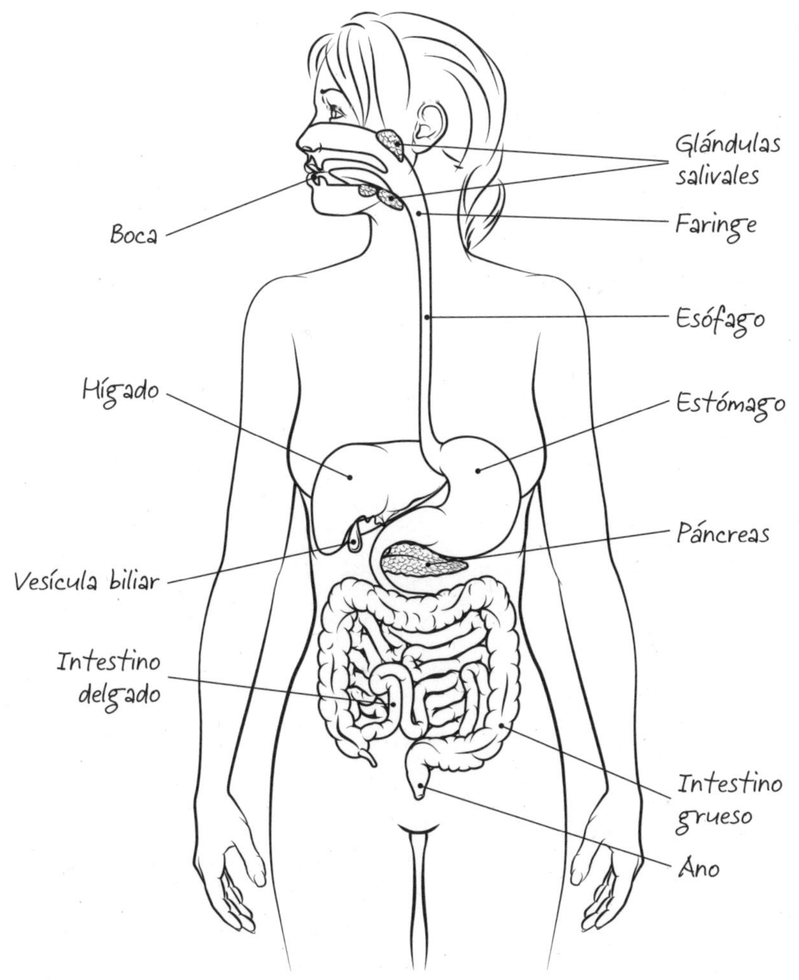

Para poder obtener de los alimentos los nutrientes, que son las sustancias que nuestro cuerpo puede verdaderamente aprovechar, el sistema digestivo realiza cuatro procesos clave: **motilidad, secreción, digestión** y **absorción**.

- **Motilidad:** consiste en la **manipulación mecánica de los alimentos** con el objetivo de disminuir su tamaño (mediante la masticación y los movimientos internos del estómago y el intestino) y de transportarlos desde la boca hasta el ano.

- **Secreción:** se refiere a la **producción y liberación de sustancias**, como ácidos, agua, moco y enzimas digestivas, que intervienen en la preparación y descomposición de los componentes alimentarios para que puedan ser asimilados e incorporados al torrente sanguíneo.

- **Digestión:** puede dividirse en **digestión mecánica** (la que tiene lugar gracias a los movimientos físicos) y **digestión química** (gracias a las secreciones y a las enzimas digestivas). La acción combinada de la motilidad y la secreción permite que los alimentos se transformen en moléculas más pequeñas, que pueden ser absorbidas por el organismo.

- **Absorción:** consiste en el **paso de los nutrientes y los fluidos desde el tubo digestivo al torrente sanguíneo** para que puedan ser utilizados por los órganos, los tejidos y las células del cuerpo.

La digestión de los alimentos comienza en la boca, gracias a la masticación y a las enzimas digestivas presentes en la saliva. Al masticar, los alimentos se fragmentan en trozos más pequeños y forman el **bolo alimenticio**. Este es transportado hasta el estómago a través de la faringe y el esófago mediante un proceso de contracciones musculares llamado «peristaltismo».

Una vez en el estómago, la digestión continúa gracias a la motilidad gástrica, que permite que el bolo se mezcle con los jugos gástricos, lo que reduce aún más el tamaño de las partículas alimentarias y forma el quimo, una masa semilíquida que puede seguir su camino a través del sistema digestivo. En condiciones normales, el estómago tarda una media de cuatro horas en vaciar su contenido hacia el intestino delgado, aunque este tiempo varía según la cantidad ingerida y la composición de los alimentos (por ejemplo, si tienen más grasa o más fibra, el vaciamiento será más lento).

Dato importante: pese a ser una idea muy extendida (yo he llegado a escucharla incluso de profesionales de mi gremio), el estómago no se reduce por comer menos. Es un órgano que se adapta a la cantidad de alimento que recibe. Es decir, se expande después de comer, pero recupera su tamaño original tras la digestión.

Las dimensiones del cuerpo y de sus órganos dependen de nuestra genética, como es lógico. Y, al igual que el tamaño de mi cabeza o de mis manos no se reduce porque coma menos, el de mi estómago tampoco está supeditado a mis hábitos alimentarios. Lo que puede ocurrir es que, si habitualmente como hasta sentirme muy muy llena, puedo acabar normalizando esa sensación de plenitud incómoda. Pero eso no significa que mi estómago «se dé de sí» ni que se haga más grande de forma permanente.

Aclarado esto, prosigamos el viaje por nuestro sistema digestivo. **En el intestino delgado es donde los procesos diges-**

tivos adquieren mayor relevancia, ya que es aquí donde tiene lugar la mayor parte de la **digestión química y la absorción de los nutrientes**. Este tramo del sistema digestivo cuenta con una gran superficie de absorción gracias a estructuras especializadas, como las vellosidades y las microvellosidades intestinales, que permiten una incorporación eficiente de los nutrientes al torrente sanguíneo. Imagina una toalla de felpa con miles de pelitos; eso es más o menos lo que hacen las microvellosidades,de modo que maximizan la superficie de contacto.

El contenido que no se absorbe pasa al intestino grueso, donde se produce la absorción de agua y electrolitos y donde las bacterias intestinales colaboran en la fermentación de algunos residuos. Finalmente, el material no digerido se transforma en materia fecal, que será expulsada a través del ano mediante el proceso de defecación.

No está mal para un sistema que, muchas veces, solo recordamos cuando nos da guerra, ¿verdad?

No es magia, son nutrientes

Marta está en el pasillo refrigerado del súper, frente a una bandeja de merluza envasada. La mira con desgana. En teoría, el pescado blanco es sano. Tiene pocas calorías, es fácil de digerir, lo recomiendan en todas partes. Pero a ella no le apetece. No le apetece nada.

Al lado hay una estantería con legumbres cocidas. Garbanzos, lentejas, alubias. Baratas, rápidas, versátiles. Pero ¿son suficientes? ¿Tienen proteína de verdad o eso era solo cosa de la carne y el pescado? ¿Y qué pasa con los hidratos? Ella recuerda muchas dietas en las que no podía comer legumbres porque tenían «demasiados hidratos».

Empieza a preguntarse si estará comiendo bien. Si hoy le falta hierro, si mañana tendría que incluir algo «más completo», si está repitiendo demasiado o su alimentación está siendo variada. ¿Y las vitaminas? ¿Y el magnesio del que todo el mundo habla ahora?

Piensa en lo mucho que le costó aprender a no contar calorías para ahora estar contando nutrientes, que en realidad ella siente que es lo mismo, pero con el disfraz de «saludable».

Y es que, para colmo, si se para a pensar, no tiene ni idea de lo que es cada cosa, ni tampoco de para qué sirven. Sí cree saber que los hidratos de carbono dan energía y las proteínas son muy buenas para los músculos. Pero ¿cómo puede organizar sus comidas sin volverse loca si «hay que comer de todo», pero «sin pasarse»?

Suspira y mete los garbanzos en el carrito. No tiene ni idea de si son mejores o peores, pero estamos a final de mes y, ante la duda, por lo menos esta opción es más barata.

La verdad es que lo de los nutrientes sí que nos lo explicaron. En algún momento, en una clase de Conocimiento del medio alguien nos habló de todo esto. Seguramente era viernes a última hora.

El problema es que en ese momento nosotras no éramos quienes decidíamos nuestra alimentación. Y, cuando llegó el momento de empezar a decidir, de hacernos cargo, a saber dónde estaba esa información. O igual sí, igual nos suena algo porque ya hemos leído varios libros y artículos donde se menciona este tema, pero, claro, **¿quién nos ayuda a traducir todo eso en algo real, concreto, cotidiano?**

Porque una cosa es saber, en abstracto, que «necesitamos una alimentación equilibrada y variada» y otra muy distinta es estar en el súper, como Marta, mirando los pasillos mientras te haces millones de preguntas.

Muchas veces no es ignorancia, es que estamos completamente desubicadas.

Y, viendo el panorama actual, en el que las reglas del juego cambian cada semana, los mensajes se contradicen y cada uno, sea profesional o no, inventa su propia verdad…, como para no estarlo, también te digo.

En las siguientes páginas, **vamos a poner un poco de orden** para que la información que ya tienes —y la que vayas aprendiendo a medida que me lees— cobre sentido y puedas usarla sin sentir que estás en un examen constante. Aunque yo te vaya a contar aquí las cosas por separado, ten presente que todo esto tiene lugar en el organismo de manera integrada y simultánea, porque absolutamente todo lo que ocurre en nuestro cuerpo está estrechamente relacionado.

Imagínate el percal y piensa por un momento si tiene algún sentido que nos vendan la idea de que podemos «arreglar» el cuerpo centrándonos en un solo dato, un solo alimento o una sola hormona. Al final del capítulo me contestas.

El *backstage* de lo que comes

Los nutrientes son **sustancias presentes en los alimentos que tienen propiedades específicas sobre el funcionamiento de nuestro organismo**. Mediante la digestión, obtenemos y transformamos los nutrientes para que puedan acceder a la circulación sanguínea y llegar a todos los rincones.

Conocemos más de cincuenta nutrientes diferentes. Algunos el cuerpo los fabrica sin problema a partir de otros, realizando pequeñas transformaciones o combinándolos para crear nuevos compuestos. Otros no puede sintetizarlos por sí mismo, y por eso necesitamos obtenerlos sí o sí a través de la alimentación. A estos los llamamos **nutrientes esenciales**.

Y hay un tercer grupo, los **semiesenciales o condicionalmente esenciales**, que se queda un poco a medio camino: el organismo puede producirlos, pero no siempre en cantidad suficiente, ya sea porque su síntesis es limitada, porque se forman a partir de los esenciales o porque atravesamos una etapa en la que nuestras necesidades están aumentadas. Por tanto, **que un nutriente no sea esencial no significa que no sea importante consumirlo**.

También podemos clasificar los nutrientes según la cantidad que requerimos:

- **Macronutrientes** (hidratos de carbono, proteínas y grasas): son aquellos que necesitamos en grandes cantidades, generalmente en decenas o incluso cientos de gramos al día.
- **Micronutrientes** (vitaminas y minerales): se requieren en cantidades mucho menores, del orden de miligramos o incluso microgramos diarios.

Hay otros dos componentes importantes en nuestra alimentación que, personalmente, me gusta separar de la clasificación anterior. Uno es el **agua**, esa sustancia esencial que compone entre un **50 y un 70 por ciento del cuerpo humano** y que forma parte de todos nuestros líquidos corporales (sangre, saliva, orina, lágrimas…). Es clave para el funcionamiento del organismo, ya que participa en numerosas reacciones químicas, permite el transporte de sustancias y la eliminación de desechos, desempeña un papel fundamental en la termorregulación…, entre otras muchas funciones.

El otro es la **fibra**, componente comestible de los alimentos vegetales. Técnicamente hablando, es un hidrato de carbono, pero, a diferencia del resto, ni se digiere ni se absorbe en el intestino delgado. Vamos, que tal y como entra, sale…, aunque no del todo.

Y es que, pese a no ser aprovechada como energía, la fibra desempeña un papel vital en nuestra salud digestiva: regula el tránsito intestinal y sirve de alimento a nuestra microbiota. Esta es la comunidad de vecinos que reside en nuestro intestino, un montón de bacterias y otros microorganismos que facilitan tu bienestar: te ayudan a digerir la comida, fabrican vitaminas, mantienen a raya a los malos (las bacterias patógenas) y hasta regulan tu sistema inmunitario. ¡Incluso tienen que ver con tu estado de ánimo! **Si tú estás bien, tu microbiota también.**

Una parte de la fibra llega intacta al colon, donde es fermentada por estas bacterias; esta fermentación genera compuestos beneficiosos que ayudan a mantener un ambiente intestinal saludable y favorecen una microbiota diversa y equilibrada. La fibra influye, además, en la sensación de saciedad y su consumo se asocia con un menor riesgo de diabetes y enfermedades cardiovasculares.

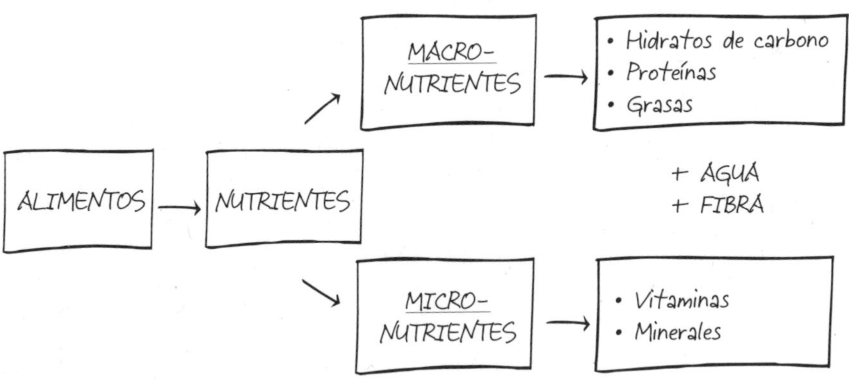

Una vez superados los procesos de digestión y absorción, los nutrientes sufren distintas reacciones químicas que nos mantienen vivas y coleando, dando lugar a lo que se conoce como **metabolismo**, que permite que los nutrientes cumplan tres funciones principales:

- **Función energética: el cuerpo humano necesita disponer de «combustible» en forma de energía química para poder llevar a cabo sus funciones**: mantener y regular la temperatura corporal, transportar sustancias a través de las membranas celulares, construir estructuras y realizar trabajo físico (movernos, respirar, que lata el corazón...). En nutrición, **las calorías son la unidad de medida del contenido energético de los alimentos**. La energía es, literalmente, la «capacidad que tiene un sistema para realizar un trabajo». Es fácil entender, pues, que el aporte energético es imprescindible: si el organismo no dispone de la energía que necesita, no podrá funcionar de manera correcta. Nuestro organismo no requiere siempre la misma cantidad de energía, por lo que tampoco necesita cada día los mismos alimentos ni en variedad ni en cantidad.

- **Función estructural o plástica:** tiene como finalidad **aportar al organismo los elementos necesarios para formar, mantener y reparar los tejidos y las estructuras** corporales: músculos, piel, órganos, cabello, uñas, dientes, huesos...

- **Función reguladora:** la llevan a cabo las **sustancias que intervienen en las reacciones químicas del organismo**. Estas permiten que ocurran miles de procesos fisiológicos, desde la contracción muscular hasta la producción de hormonas o la protección frente a enfermedades.

Aunque para simplificar el conocimiento se tiende a categorizar los alimentos teniendo en cuenta el o los nutrientes que principalmente aportan, no debemos olvidar que los alimentos tal y como los consumimos contienen una mezcla variada de nutrientes.

Es decir, ningún alimento en su forma natural aporta
un único nutriente. Todos contienen, en mayor o menor
medida, una combinación de hidratos de carbono,
proteínas, grasas, vitaminas y minerales
(y agua y fibra, por supuesto).

Además, existen alimentos que se obtienen a partir de la
transformación o extracción de una parte específica de otro.
Un ejemplo es la aceituna y el aceite. La aceituna es una fruta
que proviene del olivo y contiene hidratos de carbono, proteínas, grasas, vitaminas y minerales. El aceite, en cambio, es un
producto que se obtiene mediante el prensado de las aceitunas.
En ese proceso se extrae la parte líquida, compuesta fundamen-
talmente por grasas y vitaminas disueltas en ellas, y se descarta
la parte sólida, que concentra el resto de los nutrientes.

Con este ejemplo me gustaría señalar también que, **al procesar un alimento, cambian tanto su forma como su perfil
nutricional, lo cual no implica necesariamente que pase
a ser menos nutritivo o que deje de ser adecuado** dentro
de una alimentación saludable. Dependerá del contexto en el
que se consuma y de cómo se integra en el conjunto de la alimentación y el estilo de vida de cada persona.

Todo lo que comes tiene una función

Marta está frente a un pasillo del supermercado. Otra
vez. Tiene en la mano dos yogures distintos. Uno dice «con
proteína». El otro, «bajo en grasa». Mira los ingredientes

y luego los valores nutricionales. Después a su alrededor, por si alguien la está observando. Como si equivocarse de yogur fuera un delito. La verdad es que, cuando mira toda esa información, siente lo mismo que cuando le pasa algo al coche y abre el capó. ¿Para qué lo hace si no tiene ni idea?

Resopla.

—¿Y si me llevo los dos y ya? —murmura cansada, aunque sabe que no es por culpa del yogur. Se trata de la sensación constante de que todo está mal. De que siempre falta algo: fibra, hierro, vitamina D, «grasas buenas»...

Siente que debe saberlo todo: qué nutriente hace qué, cuánto necesita, dónde se encuentra, si está absorbiéndolo bien o si lo está estropeando todo por combinar mal los alimentos.

Y, sin embargo, cuanto más lo piensa, más dudas tiene.

En la universidad estudió Filosofía. Pero hacer la compra le parece, muchas veces, más difícil que Kant. Y es que ella no quiere ser nutricionista, solo quiere comer sin miedo. **Pero, claro..., ¿cómo se come sin miedo cuando te han enseñado a tenerle miedo a todo?**

Pongamos un poco de cordura. No hace falta ser una enciclopedia andante ni convertirse en experta de golpe. Pero, claro, si quieres que tu cuñado se calle en Navidad (o por lo menos que sus palabras no te martiricen), **entender para qué sirven los nutrientes y dónde se encuentran puede ayudar.**

Como has comprado este libro, voy a suponer que la nutrición te interesa, aunque sea un poco, así que permíteme que me extienda en esta parte. Pero no te preocupes, que lo voy a explicar con dibujitos para que se haga más ameno. Vamos allá.

Hidratos de carbono

Definición

Los hidratos de carbono, también conocidos como glúcidos o azúcares, son compuestos químicamente formados por hidrógeno, carbono y oxígeno (de ahí su nombre).

Funciones

Son la principal fuente de energía de nuestro organismo. Ayudan a fabricar ciertas sustancias que necesita nuestro cuerpo para funcionar (como la heparina o la ribosa) y tienen una función muy valiosa como «ahorradores» de otros nutrientes.

En realidad, cualquier macronutriente puede aportar energía, pero las proteínas y las grasas tienen otras funciones específicas en el cuerpo. Así que, si además de eso tuvieran que ocuparse de abastecernos de energía constantemente, se verían obligadas a hacer horas extra, y la cosa se complica. Gracias al consumo de hidratos de carbono, las proteínas y las grasas pueden dedicarse a sus trabajos específicos.

Clasificación

Podemos clasificar los hidratos de carbono en función de su estructura química o teniendo en cuenta su velocidad de absorción, aunque ambas clasificaciones están relacionadas. Si nos fijamos en la estructura química, hablamos de monosacáridos, disacáridos, oligosacáridos y polisacáridos.

Para que se entienda mejor, a mí me gusta explicar los hidratos de carbono como si fueran un collar de perlas:

- Los **monosacáridos**, que son las estructuras más simples, estarían formados por una sola perla. Algunos ejemplos de monosacáridos son la glucosa, la fructosa o la galactosa.

- Los **disacáridos** son parejas de monosacáridos unidas. Un ejemplo muy conocido es la lactosa, que combina glucosa y galactosa.

- Los **oligosacáridos** son cadenas cortas, de tres a diez monosacáridos unidos entre sí (ya sabes, collares de entre tres y diez perlas).

- Por último, los **polisacáridos** son los hidratos de carbono más complejos: cadenas largas formadas por más de once monosacáridos enlazados.

Nuestro organismo solo puede absorber monosacáridos, por lo que los carbohidratos complejos deben ser descompuestos por las enzimas digestivas hasta llegar a esta forma simple y así poder pasar a la sangre en el intestino delgado. Eso quiere decir que, **cuanto más largo sea el collar de perlas, más «entretenida» está nuestra digestión recortándolo.**

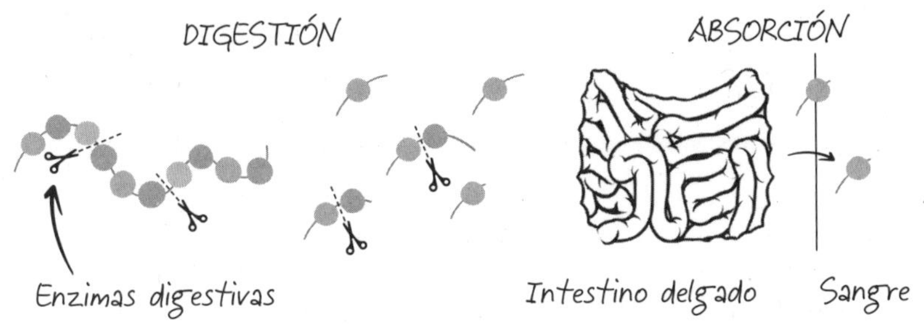

De este modo, consideramos **hidratos de carbono de absorción rápida** a los **monosacáridos** y los **disacáridos**, que tienen una digestión relativamente sencilla y pasan rápidamente a la sangre, e **hidratos de carbono de absorción lenta** a los **oligosacáridos** y **polisacáridos**, que requieren procesos más engorrosos antes de poder ser absorbidos.

¿En qué alimentos se encuentran?

Como hemos visto, todos los nutrientes están presentes en todos los alimentos en mayor o menor medida. Sin embargo, cuando hablamos de «fuente alimentaria de un macronutriente», nos referimos a que ese alimento contiene una cantidad significativa de ese nutriente, en general en mayor proporción que los demás nutrientes que nos aporta. Grábate esto a fuego:

«Fuente de» no es sinónimo de «en exclusiva».

Que ya sabes que **hay quien piensa que, cuando come patata, solo está comiendo hidratos de carbono…, y no**, sabemos perfectamente que eso no es así.

Dicho esto, los hidratos de carbono son los componentes orgánicos más abundantes de la mayor parte de los cereales, las frutas, las verduras, las legumbres y los tubérculos, así como de los alimentos azucarados (como dulces, chocolate, pasteles, galletas, cereales azucarados para el desayuno, mermeladas…).

Desmontando algunos mitos
Los picos de glucosa e insulina

A menos que hayas estado escondida debajo de una piedra, estoy segura de que has oído hablar de (redoble de tambores): ¡los temidos picos de glucosa e insulina! Pero ¿qué son exactamente? ¿Y se deben evitar a toda costa?

Empecemos por el principio. La insulina es una hormona que se fabrica en el páncreas y se libera cuando sube el azúcar en sangre (entre otras cosas). Su función principal es estimular la entrada de glucosa en las células, regulando así los niveles de azúcar en sangre (también llamada **glucemia**).

Digamos que nuestro cuerpo está «a gusto» (con esto me refiero a que no tiene que hacer nada particular) cuando la glucosa se encuentra en un rango determinado. Si se eleva por encima de ese rango, el cuerpo libera insulina para disminuirla y resolver la situación, ya que tener la glucosa elevada durante mucho tiempo puede provocar daños en los órganos. ¿Y qué hace con la glucosa que tiene que «quitar» de la sangre? Pues la mete dentro de las células para que puedan utilizarla como energía. Así todo vuelve a la normalidad y el cuerpo sigue funcionando sin problemas.

Es como si las células tuviesen una puerta que deja entrar la glucosa. ¿Cómo abrimos esa puerta? Con una llave, que es la insulina. Cuando la insulina se une a su receptor (la cerradura), se abre la puerta y la glucosa pasa de la sangre al interior de la célula.

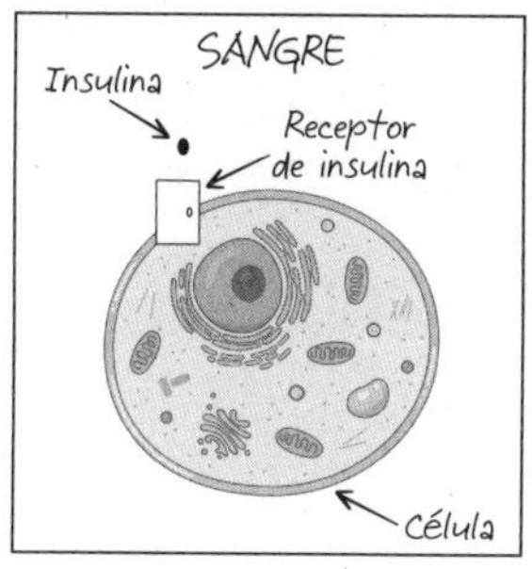

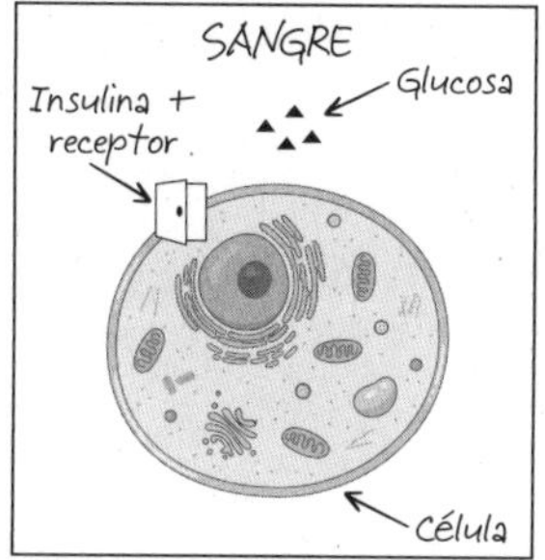

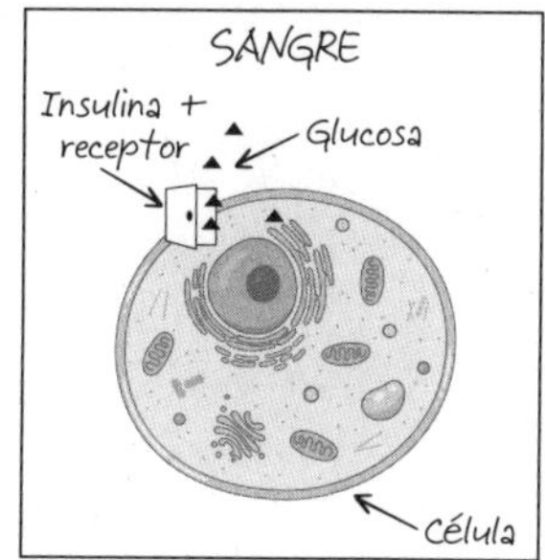

Para que el nivel de glucosa en sangre baje pronto y no nos ocasione daños, necesitamos que haya mucha insulina abriendo puertas, y esto es lo que se conoce como **pico de insulina**.

Cuando, por el contrario, la glucemia baja del límite inferior, nuestro cuerpo pone en marcha todos los mecanismos necesarios para indicarnos que no hay energía suficiente para funcionar de manera óptima y, entre otras cosas, esto se traduce en que nos entra hambre. Así de sencillo.

Pero entonces ¿los picos de glucosa e insulina son un problema? Para nada. Los picos de glucosa e insulina forman parte del funcionamiento normal de nuestro organismo.

Y, *spoiler*, siempre que comemos, hay picos de glucosa.

Así que ni se deben ni se pueden evitar los picos de glucosa e insulina si queremos seguir vivas.

¿Debemos dejar de comer hidratos de carbono?

En los últimos tiempos se han vuelto a poner muy de moda las dietas bajas en hidratos de carbono: *low carb*, keto, etcétera. Los hidratos de carbono no son un error nutricional, sino una de nuestras principales fuentes de energía. Así que no, no debemos dejar de comerlos.

Entonces, ¿de dónde viene esa mala fama? En gran parte, de mensajes extremadamente simplificados que dan a entender que los hidratos de carbono son algo malo o evitable. Además, se los ha señalado como responsables directos de alteraciones como la resistencia a la insulina o la diabetes tipo 2.

Pero la realidad es más compleja. Factores como el estrés, el sedentarismo, la falta de sueño o la genética influyen tanto o más en la regulación de la insulina que simplemente la presencia de hidratos en nuestro patrón alimentario.

Nuestra digestión y la absorción de los nutrientes dependen de muchísimas variables. Una de ellas es la **composición nutricional de las ingestas**. Como hemos dicho, hay varias fuentes de hidratos de carbono. ¿Cuál es la diferencia entre unas y otras? La cantidad y el tipo de hidratos de carbono que nos aportan: cuanta más cantidad y más simples a nivel estructural sean los hidratos de carbono, más pronunciado será tanto el pico de glucosa como, en consecuencia, el pico de insulina.

Así que, si hablamos de alimentos aislados, el orden decreciente en cuanto a ese pico de glucosa sería: alimentos azucarados > cereales refinados > tubérculos, cereales integrales, frutas, verduras y legumbres.

Pero lo cierto es que nosotras **generalmente no comemos los alimentos aislados**. Es decir, es poco probable que la forma habitual de comernos un plato de pasta sea solo la pasta cocida y ya está. A medida que añadimos más variedad de alimentos a nuestra ingesta, la respuesta de nuestro organismo al plato varía. Por tanto, no responde igual a un plato de pasta cocida que a la misma cantidad de pasta acompañada de pisto, pollo y queso.

Cuanto más completa a nivel nutricional es nuestra ingesta (y esto lo conseguimos añadiendo alimentos diferentes), más «entretenido» está nuestro organismo en el proceso de digestión y absorción y **más amortiguado será el pico de glucosa**. También me parece importante decir que un organismo sano está perfectamente preparado para responder a picos grandes. Nuestro organismo no se estropeará por merendar palmeritas de chocolate.

Si los alimentos azucarados fueran los protagonistas en la mayoría de nuestras comidas, es decir, si fueran la base de nuestra alimentación, tendríamos que valorar qué ocurre para que así sea. ¿Qué necesidades estamos intentando satisfacer con esos alimentos? ¿Qué otras opciones tenemos? ¿Qué papel juega nuestro entorno? ¿Hasta qué punto son rutinas sin conciencia? En definitiva, ¿y, si en lugar de culpabilizarnos por lo que comemos, nos preguntásemos por qué o para qué lo hacemos?

Pero, para que me quede claro, ¿los hidratos de carbono engordan?

El miedo a engordar presente en la sociedad actual (del que ya hablé en el capítulo 2) da lugar a la proliferación de constantes mitos y errores sobre alimentos que, supuestamente, engordan. Ese mismo miedo también abre la puerta a que sigan apareciendo dietas milagro, complementos dietéticos y fármacos con «resultados mágicos» sobre el organismo (puedes ahorrarte el dinero, porque hoy no hay nada que funcione para siempre).

Voy a ir al grano: **no existe ningún alimento capaz de producir, por sí solo, un aumento o una disminución de peso**. El cambio de peso responde a algo mucho más complejo que se llama balance energético.

Toda la vida nos han dicho que este depende de la energía que aportamos con los alimentos y la que gastamos con la actividad física. ¿Es esto mentira? Pues no…, pero tampoco es del todo cierto. Podríamos decir que es una verdad a medias (y, qué quieres que te diga, para mí las verdades a medias son más mentira que verdad). Lo cierto es que se han identificado más de cien variables que influyen, directa o indirectamente, en ese famoso balance energético. Sí, has leído bien, más de cien.

La alimentación y el ejercicio son dos grandes áreas temáticas que agrupan varios de estos factores. Dentro del ámbito de la alimentación, influyen aspectos como la accesibilidad a ciertos alimentos, su coste, las preferencias personales, la cultura alimentaria, los horarios, la educación nutricional o la disponibilidad de tiempo para cocinar. Y, en cuanto a la actividad física, importa no solo si una se mueve o no, sino el tiempo libre disponible, el entorno que facilita o dificulta el movimiento, el cansancio acumulado, el acceso a espacios seguros para caminar o entrenar, la relación que una tiene con su cuerpo y con el ejercicio… **Ni la comida ni el ejercicio viven en un mundo ideal, viven en el nuestro, y el nuestro tiene sus cosas**.

Esto de que los hidratos de carbono engordan viene de que su función principal es energética, por tanto, ¿qué pasa si hay un aporte excesivo de energía? Si nos encontrásemos ante un superávit energético sostenido en el tiempo, sí podría llevarnos a un aumento de peso. Pero eso no habla de los hidratos de carbono porque, si recuerdas, las proteínas y las grasas también aportan energía, así que, técnicamente hablando, con todos los macronutrientes podríamos hacernos la misma pregunta.

¿Por qué entonces esta manía persecutoria hacia los hidratos de carbono? Porque la cultura de la dieta ha señalado muchos de los alimentos ricos en hidratos de carbono como «malos» o «prohibidos».

Y acabo con una buenísima noticia: **nuestro cuerpo no funciona como una calculadora simplona**. Por lo que no tenemos que estar contando con los dedos a ver si nos «excedemos». Tenemos mecanismos internos que ya se ocupan de regular nuestro consumo energético, como las señales de hambre y saciedad (que veremos en el siguiente capítulo).

Proteínas

Definición

Son moléculas muy importantes para el cuerpo. Están formadas por unas piezas más pequeñas llamadas aminoácidos, que se unen unas con otras como si fueran vagones de un tren.

Imagina un tren larguísimo: cada vagón es un aminoácido, y hay veinte tipos distintos de vagones. De esos veinte, hay nueve que el cuerpo no puede fabricar por sí solo (son esenciales), así que necesitamos conseguirlos a través de los alimentos.

Lo más interesante es que el orden en el que se colocan esos vagones y cuántos hay cambia completamente el destino del tren. Es decir, la forma y la función de cada proteína dependen de cómo estén colocados esos aminoácidos.

Funciones

La función principal de las proteínas es estructural: son necesarias para el crecimiento, la reparación y la renovación de los tejidos corporales. Esto determina su continua necesidad, no solo cuando estamos creciendo o hacemos deporte. Pero ahí no acaba todo:

- Intervienen en el **metabolismo**.

- Ayudan a tu **sistema inmunitario** a defenderse de virus, bacterias y otras amenazas.

- Hacen posible que puedas moverte, desde sonreír hasta correr para no perder el bus.

- **Transportan sustancias** importantes por todo el cuerpo.

- Y, además, intervienen en muchas reacciones biológicas, acelerándolas y optimizando la energía que se gasta (como las pastillas de encender la barbacoa): las enzimas, que hacen que todo ocurra a buen ritmo, son de naturaleza proteica.

¿Pueden darnos energía las proteínas? Sí, pero no es lo ideal. Solo se utilizan como fuente energética cuando el cuerpo no tiene acceso a otros nutrientes (como hidratos o grasas). Y forzar esta vía es como usar los muebles de tu casa como leña para calentarte: posible, pero no muy recomendable.

Clasificación

Aunque podemos hacer una clasificación en función de su complejidad estructural, en el caso de las proteínas suelen clasificarse según el origen de sus fuentes alimentarias, con lo que hablamos de **proteínas de origen animal y proteínas de origen vegetal**.

¿En qué alimentos se encuentran?

Las principales fuentes de proteínas animales son: carnes (blancas y rojas), pescados (azules y blancos), mariscos, huevos, leche y derivados lácteos (como yogures y quesos). Mientras que las principales fuentes de origen vegetal son: legumbres y sus derivados, semillas, cereales y frutos secos.

Desmontando algunos mitos
¿Son mejores las de origen animal o las de origen vegetal?

Durante mucho tiempo se ha discutido acerca de la calidad de las proteínas en función de su origen. Para poder responder a esto, hay que tener en cuenta dos cosas:

- La **digestibilidad de la proteína:** es decir, la capacidad que tiene nuestro sistema digestivo para aprovechar la proteína presente en un alimento.
- La **presencia de aminoácidos esenciales**.

Las proteínas de origen animal suelen tener mayor digestibilidad y son proteínas completas porque contienen todos los aminoácidos esenciales en cantidades adecuadas. Por su parte, las proteínas vegetales tienen una digestibilidad algo menor porque hay que romper la pared celular de las plantas para acceder a ellas y, además, tienen algunos compuestos que dificultan este trabajo. Sin embargo, técnicas como el remojo, la cocción o la germinación aumentan mucho su digestibilidad.

La principal fuente de proteína de origen vegetal son las legumbres, y yo todavía no he conocido a ninguna persona que se coma las legumbres sin cocer, así que por esta parte no deberíamos preocuparnos.

En cuanto a los aminoácidos esenciales, es cierto que hay proteínas vegetales que no los tienen todos o, al menos, no en las cantidades requeridas por el ser humano. A esto se le llama «proteína incompleta». Pese a esto, si hacemos un consumo variado de alimentos vegetales durante el día (legumbres, cereales, tubérculos, verduras…), unos complementan a los otros y se obtendría una proteína completa. Por lo que tampoco tendríamos que agobiarnos por ello, incluso aunque en nuestra alimentación no hubiera alimentos de origen animal. Podemos respirar tranquilas.

Si como mucha proteína, ¿me pondré muy fuerte?

Este mito viene de esa idea tan extendida de que las proteínas construyen músculo. Así que parece tener mucha lógica pensar que, si quiero aumentar mi masa muscular, lo que tengo que hacer es aumentar el consumo de proteínas. **Sin embargo, la materia no se crea de la nada: necesita energía** (es decir, hidratos de carbono). Y, además, nuestro cuerpo tiene un límite para la absorción y la utilización de proteína, por lo que aquella que no usamos se expulsa (en la orina o en las heces).

Así que no, la única manera que existe para ponerte fuerte es aumentar el consumo energético, proteico y estimular al músculo para que pueda crecer.

Pero, si no quiero engordar..., entonces sí que tengo que comer mucha proteína, ¿no?

En los últimos años la proteína ha ganado mucho protagonismo por dos motivos:

- La **cultura de la dieta** nos ha vendido que es muy saciante y que, por tanto, vamos a tener menos hambre.
- El **marketing** nos ha llenado los supermercados de una cantidad ingente de productos altos en proteínas (desde yogures hasta helados pasando por panes).

En el laboratorio, los nutrientes que han demostrado tener mayor poder saciante son las proteínas, las grasas y la fibra. Sin embargo, en la vida real (que es donde todo esto nos importa) lo que más sacia es la combinación de alimentos de diferentes grupos en una comida que tenga sentido para ti. Y recordemos: no hay alimentos (ni nutrientes) que, por sí solos, nos hagan ganar o perder peso. Así que no, no necesitas atiborrarte de proteína para no engordar ni para saciarte ni para vivir mejor.

Grasas

Definición

Las grasas, también llamadas «lípidos», son un grupo muy diverso de moléculas que se caracterizan por ser insolubles en agua (así de *random*). A pesar de su mala fama, cumplen funciones esenciales en el cuerpo humano.

Funciones

Las funciones más importantes de los lípidos son:

- Sirven como **reserva de energía**, es decir, como una especie de «despensa» que el cuerpo guarda por si en algún momento la necesita. Además, envuelven y protegen órganos importantes, como si fueran un colchoncito que los resguarda de golpes.
- Forman parte de las paredes de todas nuestras células. **Gracias a ellas, las células pueden mantener su forma y funcionar correctamente.**
- **Ayudan a fabricar hormonas importantes**, como las sexuales, y también las **sales biliares**, que son necesarias para digerir bien las grasas que comemos.
- **Sin grasas, el cuerpo no puede absorber ni transportar bien ciertas vitaminas**, como la A, la D, la E y la K, que son esenciales para la vista, los huesos, la piel o la coagulación, entre otras cosas.
- También **lubrican partes del cuerpo**, lo que ayuda, por ejemplo, a que el intestino funcione mejor. Dato importante: si comes muy poca grasa, puedes tener más riesgo de estreñimiento, ya que estas ayudan a que las heces se deslicen mejor por el intestino y salgan con más facilidad.

Clasificación

Vale, te dejo la clasificación general de las grasas. No es algo que tengas que memorizar para hacer la compra, pero puede que algunas palabras ya te suenen:

- **Triglicéridos:** son la gran mayoría de las grasas que comemos (un 97 por ciento). Están hechos de una parte llamada glicerol y tres ácidos grasos, que pueden ser:
  - Saturados: suelen ser sólidos a temperatura ambiente (como la mantequilla o la grasa del jamón).
  - Monoinsaturados: los del aceite de oliva, por ejemplo.
  - Poliinsaturados: aquí están los famosos:
    - Omega 3: presentes en pescados azules, semillas de lino, nueces...
    - Omega 6: aceites vegetales, frutos secos...
- **Fosfolípidos:** estas grasas son las arquitectas del cuerpo, pues forman parte de todas las membranas de las células.
- **Esteroles:** incluyen al colesterol (sí, ese que todo el mundo menciona) y otros, como el campesterol o el sitosterol (que no los conoce casi nadie).

Estos nombres suenan a conjuro mágico, pero no hace falta aprendértelos, ni siquiera para hacerte la chula, de verdad.

¿En qué alimentos se encuentran?

Al igual que las proteínas, las grasas pueden encontrarse en alimentos de origen animal y vegetal.

- Fuentes animales: pescados azules, carne roja, embutidos, lácteos y huevos.
- Fuentes vegetales: aceite de oliva, frutos secos, aguacate, coco y semillas (y sus aceites: girasol, sésamo, lino...).

El tipo de grasa predominante en la dieta suele depender del lugar geográfico. Por ejemplo, en España, la fuente principal es el aceite de oliva, mientras que en el norte de Francia predomina la mantequilla. En Latinoamérica, varía mucho según el país, aunque los aceites vegetales suelen tener un papel importante.

Desmontando algunos mitos
Las temidas grasas trans

Otra de las grandes villanas de la nutrición mediática han sido las grasas trans. Este tipo de grasas se relacionan principalmente con su efecto perjudicial en el sistema cardiovascular y metabólico, ya que aumentan el riesgo de enfermedades cardiacas, accidentes cerebrovasculares y diabetes tipo 2.

En Europa, la legislación limita el uso de grasas trans industriales desde el 2021; no se permite que los alimentos tengan más de un 2 por ciento de grasas trans. Es cierto que no son las grasas más interesantes para nuestro organismo, no nos vamos a engañar, pero también es cierto que, cuando hay un consumo alto de ellas, por ejemplo, si la base de mi alimentación son platos precocinados, bollería industrial y otros alimentos industriales, la solución no es restringirlos o prohibirlos, sino, nuevamente, mirar un poco más allá, ver qué está ocurriendo alrededor y proponer alternativas realistas.

¿Comer más grasa es sinónimo de almacenar más grasa?

Sé que esto puede sonar lógico, sin embargo, nuestro organismo no funciona de una forma tan directa ni tan simple. Para que las grasas dejen de ser las malas de la peli, te cuento tres cosas:

- **Es la manera más eficiente y óptima de almacenar energía.** Vamos, que no podríamos tener una despensa tan grande y ordenada si no fuese gracias a las grasas (esto nos garantiza la supervivencia a largo plazo).
- **Nuestro cuerpo es capaz de fabricar grasa a partir de otros nutrientes** presentes en la alimentación (un exceso de hidratos o de proteínas también se transformaría en grasa).
- **La grasa de la alimentación hace que esta sea mucho más rica y placentera** (el famoso bailecito de la barriga contenta no sería posible sin ellas).

Hemos visto un montón de funciones que tiene la grasa en nuestro cuerpo: construye, protege, transporta, lubrica… Si toda la grasa que comemos fuese directamente a las reservas, ¿quién haría todo ese trabajo?

Vitaminas

Definición

Las vitaminas son como esas amigas que no hacen mucho ruido, pero sin las cuales todo se va al garete. Tu cuerpo **no puede fabricarlas (o no en cantidad suficiente)**, así que necesitas que estén presentes en la alimentación (tranquila, porque la verdad es que están por todas partes).

Son muuuy sensibles: el calor, la luz o el aire pueden alterarlas, por lo que pueden perderse durante la preparación y el cocinado de los alimentos. Esto afecta especialmente a la vitamina C, al ácido fólico y al resto del grupo B. Pero ¡no significa que desaparezcan por completo! (Aunque tu abuela te dijese que te bebieses rápido el zumo de naranja porque «se iban las vitaminas»).

Funciones

¿Para qué sirven? Para casi todo:

- **Protegen tus células** (son como guardaespaldas microscópicos).
- **Ayudan a formar los tejidos corporales** (piel, mucosas, huesos..., ¡el pack completo!).
- Colaboran en la **creación y la reparación de las células**.
- **Regulan el metabolismo**, por ejemplo, la vitamina D es esencial en la formación de los huesos y la B12 necesaria para la formación de los glóbulos rojos.
- **Apoyan al sistema nervioso.**
- Participan en la **fabricación de las hormonas necesarias para llevar a cabo prácticamente todas las funciones del cuerpo**.

Clasificación

En función de dónde se disuelven hablamos de:

- **Vitaminas hidrosolubles** (grupo B y C): se disuelven en agua. No se guardan y lo que sobra se va por la orina.

- **Vitaminas liposolubles** (A, D, E y K): se disuelven en grasa y **sí se almacenan**. Ojito con pasarte con los suplementos, porque **el exceso puede ser tóxico**.

Minerales

Definición

Los minerales ni se ven ni se notan, pero tu cuerpo no puede vivir sin ellos. No dan energía, pero son los que lo mantienen todo funcionando en orden.

Funciones

Tienen muchísimas funciones, te dejo algunas de las principales:

- **Regulan funciones** como los latidos del corazón o los movimientos musculares.
- Son **parte de huesos y dientes** (¡hola, calcio!).
- Controlan el **equilibrio de los líquidos** dentro y fuera de las células.
- **Forman parte de las enzimas** que hacen que todo en tu cuerpo ocurra cuando debe.

Clasificación

Se clasifican en función de cuánto necesitamos. Lo sé, no es lo más emocionante del mundo:

- **Macrominerales:** necesitas más cantidad. Por ejemplo, calcio, fósforo o sodio.
- **Microminerales:** necesitas poquísimo, pero son igual de importantes. Aquí incluimos hierro, zinc o yodo.

¿En qué alimentos se encuentran las vitaminas y los minerales?

Seguro que te estás preguntando: «Julia, ¿dónde se encuentran estas joyas?», pues en todos lados:

- Vitaminas: frutas, verduras, legumbres, cereales (especialmente integrales), lácteos, huevos, carnes, hígado, frutos secos y semillas.
- Minerales: lo mismo de arriba, pero añádele pescados, mariscos y moluscos.

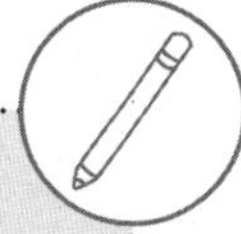

Los aliados invisibles

¿Te has parado a pensar en la cantidad de cosas que sueles comer en una semana? A veces creemos que comemos siempre lo mismo, pero hay más variedad en nuestra rutina de lo que imaginamos.

Te invito a hacer un repaso a los grupos de alimentos y reflexiona acerca de lo que sueles comer.

Te lo pongo fácil: señala los que están en tu rutina (¡ojo!, aquí no se recogen todos los alimentos del mundo, puede que haya algunos que tú incluyas habitualmente y no estén aquí, añádelos si te apetece). :)

Fuentes de agua, vitaminas y fibra

Verduras y hortalizas		
Acelga	Champiñones	Pimiento amarillo
Ajo	Coles de Bruselas	Pimiento rojo
Alcachofa	Coliflor	Pimiento verde
Apio	Endibias	Puerro
Berenjena	Escarola	Repollo
Berza	Espárragos	Rúcula
Brócoli	Espinacas	Setas
Calabacín	Judías verdes	Tomate
Calabaza	Lechuga	Zanahoria
Canónigos	Lombarda	
Cardo	Pepino	
Cebolla		

Frutas

Aguacate	Higo	Mora
Albaricoque	Kiwi	Naranja
Arándano	Lima	Níspero
Breva	Limón	Pera
Cereza	Mandarina	Piña
Ciruela	Mango	Plátano
Frambuesa	Manzana	Pomelo
Fresa	Melocotón	Sandía
Granada	Melón	Uva
Grosella	Membrillo	

Fuentes de hidratos de carbono

Cereales y derivados		Tubérculos
Arroz	Maíz	Boniato (batata)
Avena	Mijo	Chirivía
Bulgur	Ñoquis	Chufa
Cebada	Pan	Nabo
Centeno	Pasta	Patata
Cuscús	Quinoa	Rábano
Espelta	Sorgo	Remolacha
Harinas	Trigo	Yuca

Fuentes de grasa

Aceites vegetales	Grasas animales
Aceite de coco	Manteca
Aceite de girasol	Mantequilla
Aceite de lino	
Aceite de oliva	
Aceite de palma	
Aceite de sésamo	
Aceite de maíz	

Fuentes de proteínas

Legumbres y derivados	Pescados azules	Pescados blancos	Mariscos
Alubias rojas Frijoles Garbanzos Lentejas Soja Tempeh Texturizados Tofu	Atún Bonito Caballa Salmón Sardina Trucha	Bacalao Lenguado Merluza Pescadilla Rape Rodaballo	Bogavante Buey de mar Camarones Cangrejo Gambas Langosta Langostinos
Moluscos	Carnes rojas	Carnes blancas	Lácteos
Almejas Calamares Mejillones Navajas Ostras Pulpo Sepia	Buey Caballo Carne de caza Cerdo (excepto el lomo) Cordero Ternera	Conejo Gallina Lomo de cerdo Pavo Pollo	Leche Queso Yogur **Huevos**

Te propongo un reto: elige un grupo en el que hayas marcado menos alimentos o uno en el que te gustaría variar opciones. Piensa en al menos un plato que te gustaría probar que tenga ese alimento como protagonista y busca el hueco para prepararlo la próxima semana. Seguro que tienes un montón de recetas guardadas que nunca has hecho; es el momento de sacar la artillería pesada.

4

CONFÍA EN TU CUERPO, SABE LO QUE HACE

Cómo leer a tu propio cuerpo

Marta está en una cena con amigos. La mesa está llena de platos, las conversaciones se cruzan, las risas se mezclan con el sonido de los cubiertos. Marta sonríe, pero no sabe si seguir comiendo. No sabe si tiene hambre o si le apetece seguir por inercia, porque los demás lo hacen.

Desde pequeña aprendió que comer era también obedecer: «No dejes nada en el plato», «Un poquito más, que apenas has comido», «A esta hora ya deberías tener hambre», «Si comes ahora, se te quitará el hambre para la cena». En aquel entonces no había espacio para preguntarse qué sentía su cuerpo, sino que se comía cuando tocaba.

Con los años, **Marta fue notando cómo se iba apagando esa brújula interna** gracias a la que alguna vez supo distinguir naturalmente entre hambre, saciedad o antojo. Ahora se sorprende preguntándose si realmente siente hambre o si lo que la mueve es otra cosa, y se culpa cuando no encuentra una explicación que encaje.

Pero Marta ya no es esa niña que tiene que obedecer, ahora es una adulta que elige, y está intentando algo distinto. El estómago le dice que está casi satisfecha, pero la presión de la mesa invita a continuar. Y ahí, en medio de la charla y la comida compartida, decide detenerse un momento. Respira hondo y se escucha. Esa pausa no cambia el ruido de alrededor, pero sí abre un hueco en el que puede reconocer una señal corporal y darle valor. Reconectar, en realidad, empieza justo ahí: en medio de la vida compartida, ajetreada, distraída…, no en el silencio absoluto.

Nos hemos empeñado en conocer las señales corporales desde un punto de vista exclusivamente fisiológico o biológico, para entender cuándo, por qué y cómo pasan y así dar «la mejor respuesta». La realidad es que estas señales no ocurren de forma aislada, objetiva y teórica, sino dentro de todo un cuerpo que vive, siente, que tiene una historia, un contexto, unas expectativas… Y, evidentemente, todo esto va a influir en nuestra manera de interpretar y responder a esas señales.

Este trabajo es realmente complejo porque, además, una misma señal puede significar cosas diferentes. Por ejemplo, si el corazón se nos acelera, puede ser una señal de miedo o ansiedad, pero también puede ocurrir porque estás haciendo ejercicio o incluso en momentos de emoción o entusiasmo.

Aprender a escuchar y descifrar las señales que nos manda el cuerpo es una forma de identificar y poder atender lo que este necesita.

En nuestro organismo están pasando cosas, muchas y todo el rato: respiramos, digerimos, sentimos frío o calor, nos movemos, pensamos…, todo al mismo tiempo. A veces nos olvidamos de que **no hay un cerebro por un lado y un cuerpo por otro, sino un conjunto en el que todo se relaciona**.

Digamos que el cuerpo funciona como ese grupo de WhatsApp que tienes con tu familia, que desde fuera parece muy caótico porque cada uno habla de sus cosas, a veces hay varias conversaciones simultáneas, otras veces se tarda en responder o incluso surgen conversaciones paralelas…, pero que todas lo entendéis a la perfección. El cerebro interpreta lo que ocurre, y lo hace basándose en la información que recibe del resto del organismo.

El estómago manda un mensaje: «Tengo hambre». El corazón responde enseguida con un audio: «Estoy acelerado, ¿qué pasa?». Los pulmones se quejan: «Aquí falta aire». Mientras tanto, el estrés mete un GIF de gatitos sin venir a cuento y las hormonas reenvían mensajes larguísimos que a veces nos da pereza leer o que no llegamos a entender del todo. En medio de este jaleo, el cerebro hace de administrador del grupo: lee, filtra, intenta entender el tono y decide a qué mensaje dar prioridad, asegurándose de que **cada órgano sepa exactamente qué hacer y cuándo hacerlo**.

La humanidad entiende y valora la importancia de estudiar el universo y lo que ocurre en él desde una amplia cantidad de perspectivas científicas: antropología, sociología, arqueología, psicología, economía… Sin embargo, a la hora de entrelazar e integrar el conocimiento, se generan divisiones y descalificaciones hacia otros campos de estudio, como si no pudieran (y, de hecho, debieran) convivir.

No me malinterpretes, estoy a favor de los estudios que nos ayudan a comprender cada vez de manera más óptima el funcionamiento del organismo (aunque nos queda muchísimo aún por conocer), y entiendo que se deba hacer de forma específica y, por tanto, desintegrada. Pero también estoy súper en contra de intentar extrapolar la ciencia a pies juntillas, como si el hígado no estuviese influido por la actividad del resto de los órganos del cuerpo y por todo lo que ocurre fuera de él, pero que rodea al individuo. Porque **la vida no se da en «ambientes controlados y preparados para el análisis» y nosotras no somos sujetos de un estudio científico**. En este caso, la literalidad nos hace perder matices fundamentales.

Vamos, que, en vez de simplificar las situaciones y vender humo, debemos empezar a complejizarlas y buscar soluciones realistas (digo poco, pero yo creo que se me entiende).

Dicho esto, **vamos a ver en detalle cuáles son las señales relacionadas con el comer**, intentando ser lo menos repipi posible y teniendo muy presente que todo lo que nos pasa no siempre tiene una explicación fisiológica que consideremos coherente (no porque no lo sea, sino porque muchas veces desconocemos más de lo que conocemos).

Pero, antes, debemos hacer una breve mención al **cerebro**. Este órgano me maravilla porque la magnitud de lo que ocurre dentro de él es tan enorme como difícil de conocer y asimilar. Desde un punto de vista fisiológico, podríamos decir que es la unidad de control global: se encarga de gestionar la actividad del resto de los órganos del cuerpo y de enviar las órdenes pertinentes para que todos ellos respondan de forma adecuada y coordinada. Recuerda, algo así como el administrador del grupo de WhatsApp.

Pero, a su vez, **desde un punto de vista emocional, el cerebro tiene un papel trascendental**, porque en él reside lo que llamamos «conciencia», que podemos decir que es algo así como la capacidad de un ser para experimentar y percibir el mundo y a sí mismo, así como la facultad de reflexionar sobre esa experiencia. Además de ser un órgano impresionante, tiene mucho que ver con las señales relacionadas con la alimentación, en concreto, un área llamada hipotálamo, encargada de gestionar aspectos como la sed, la temperatura corporal, el deseo sexual, el hambre y la saciedad. Aunque no es la única área que participa en esto del comer, digamos que es la protagonista.

Estupendo, el hipotálamo es responsable (o al menos en parte) de que sintamos o no ganas de comer, pero ¿en qué se basa?, ¿cuál es el criterio para lanzar estas órdenes? Lo cierto es que no lo sabemos con toda seguridad. Hay distintas hipótesis, y muy probablemente la respuesta esté a la vez en todas y en ninguna.

Conocemos distintos estímulos que actúan en el hipotálamo e influyen en el hambre y la saciedad. Estos proceden de diferentes zonas del organismo: del sistema gastrointestinal, del sistema endocrino, del tejido adiposo, del sistema nervioso… **Pero es que comer no es solo supervivencia, por lo que no solo podemos basarnos en lo fisiológico**. Hay tantas cosas que influyen en nuestras decisiones y las experiencias y vivencias son tan individuales que establecer una norma general es realmente complicado (y llegar a descifrar con precisión todos los procesos y las señales involucrados ni te digo).

Consideramos que todo lo que nos rodea es concreto, firme, objetivo…, pero la ciencia cada vez nos muestra más pruebas de que la realidad es muchísimo más compleja y extraña de lo que ni siquiera podemos comprender.

Lo que me gustaría con esto es dejar claro que vamos a hablar de ciencia, que te voy a dar teoría, pero que **la respuesta final debe basarse en la confianza en ti, en tus conocimientos, en tus posibilidades y en tu cuerpo**.

Hambre

El hambre es esa señal que nos impulsa a buscar alimento. Nace de procesos biológicos —gracias sobre todo a la actividad de las hormonas y los neurotransmisores—, pero también de emociones, aprendizajes, cultura, hábitos y circunstancias sociales. Y su finalidad más primitiva es mantenernos con vida.

Digamos que es ese mecanismo ancestral
que tu cuerpo inventó para que no te olvides
de comer y mueras por despiste.

Ya dijimos que las señales fisiológicas son interpretaciones subjetivas de lo que ocurre en nuestro cuerpo, lo que significa que cada persona las percibe de una forma diferente. Incluso una misma persona puede percibirlas de maneras distintas en diferentes momentos. Y esto vale para todas las señales corporales, no solo las relacionadas con el comer.

Ojo, no me malinterpretes, claro que hay cosas comunes, pero lo importante es tener presente que la realidad que experimentamos depende de nuestra historia. Así que, si no te sientes cien por cien identificada con lo que te voy a contar, no significa que seas un bicho raro; significa que probablemente haya que matizar más y mejor en tu caso.

Vale, y ahora que tenemos claro que el hambre no es un botón universal que se enciende igual para todas, toca lo interesante: **¿cómo se traduce el hambre en el día a día?, ¿qué señales suelen aparecer cuando tu cuerpo empieza a pedir comida?** Te comparto algunos signos que pueden resultarte familiares, pero ten presente que no son señales exclusivas de hambre, pueden aparecer en otros momentos de tu vida sin que haya hambre de por medio.

Aun así, cualquiera de ellas —o la combinación de varias— puede encender la sospecha de que tu cuerpo necesita comer:

- Ruidos, gruñidos, molestia, cosquilleo, sensación de vacío en el estómago o dolor.
- Confusión, mareos, dolor de cabeza, dificultad para concentrarse, pensar mucho en comida (o consumir contenido relacionado con esta: búsqueda de recetas, vídeos en redes, etcétera).
- Aumento de la salivación.
- Irritabilidad, mal humor, poca paciencia.
- Bajos niveles de energía, somnolencia, apatía, desmotivación.
- Fatiga, cansancio, lentitud de pensamiento.

Los signos relacionados con el hambre suelen aparecer al inicio con una intensidad baja o moderada y, a medida que pasa el tiempo, si no los atendemos —que esto es una forma sofisticada de decir que te estás haciendo la longui en lugar de comer—, estos signos aumentan tanto en número como en intensidad.

Antojos

Podemos definir los antojos como **el deseo intenso y específico de comer un alimento o de experimentar un sabor concreto**. Aunque no siempre sabemos exactamente qué alimento queremos, normalmente podemos identificar si nos apetece algo dulce, salado o ácido.

Hay dos cosas para mí fundamentales respecto a los antojos:

- **Los alimentos que se nos antojan son aquellos que nos gustan:** esto puede sonar muy evidente, pero la realidad es que en muchas ocasiones parece que se nos olvida.

- **La «finalidad» de los antojos es única y exclusivamente disfrutar, por lo que no necesitan estar acompañados de hambre.** Durante un tiempo se pensó que los antojos podían estar relacionados con carencias nutricionales, pero lo cierto es que no se ha podido demostrar a nivel científico. Como hemos visto, en los seres humanos, la parte fisiológica o biológica se entrecruza con la emocional, la cultural, la social…, lo que hace que estos aspectos se vuelvan más difusos.

¿Cómo percibimos los antojos? O, dicho de otra manera, **¿cómo puedes saber que lo que estás sintiendo es un antojo?** Te dejo por aquí algunas de sus características (aunque ya sabes que no son los diez mandamientos ni muchísimo menos):

- **Tenemos muy claro el alimento, la preparación o el sabor que queremos y no nos vale otra cosa.**

Lo siento, pero, si quieres unas galletas Oreo, ese conglomerado de avena, plátano y dátiles no te quita el antojo, por muy bueno que esté y por mucho que te guste.

- **Suele aparecer de forma repentina y con cierta sensación de urgencia** por comerlo.
- **Puede estar o no relacionado con algunas emociones**, como aburrimiento, tristeza, soledad…

Los antojos, pese a tener coloquialmente una connotación bastante negativa, no son algo ni bueno ni malo, son algo que simplemente existe. Vaya, que no puedes no tener antojos, y, si ese es en algún momento tu objetivo, siento decirte, amiga, que no es posible. Forman parte de nuestra relación con la comida.

Solemos asumir que los antojos están relacionados exclusivamente con esos alimentos «peor vistos» por la sociedad: bollería, helados, galletas, chocolate, patatillas y snacks de bolsa, chucherías, pizzas… No hace falta que te haga una lista completa, sabes perfectamente a qué me refiero. Pero voy a demostrarte **que podemos tener antojos de cualquier alimento**. Piensa en tu fruta favorita de verano. Cuando llega la época de esa fruta, entras en la frutería y su aroma te envuelve. ¿No te apetece, de repente, con muchas ganas, comértela? Y probablemente no querrías otra fruta en ese momento, ¿no? Pues eso es un antojo.

Algo que sabemos es que **la intensidad de los antojos depende también de cuánto tiempo hace que no comes ese alimento**, por lo que es fácil llegar a la conclusión de que los alimentos que menos te permites (los que más restringes) van a ser casualmente los que más se te antojen.

Otro factor que influye en su intensidad es **si es posible satisfacerlo o no**. Y me refiero a si es posible de verdad. Por ejemplo, si se te antoja un polvorón en agosto, es poco probable que puedas comerlo, porque es un alimento muy característico de una determinada época y difícil de encontrar fuera de ella. Si esto ocurre, la intensidad del antojo disminuye, porque a nuestro cerebro no le interesa que suframos.

Ahora bien, si lo que se te antoja es tu chocolatina favorita, que puedes encontrar en cualquier tienda a diez minutos de tu casa, y te prohíbes comerla por un motivo aleatorio («porque es martes», por ejemplo, o «porque engorda»), la intensidad del antojo va a ir en aumento hasta que finalmente «caigas en la tentación». Esto no quiere decir que vayas a estar pensando todo el rato en la chocolatina durante una semana (o sí), más bien significa que la chocolatina no se te va a ir de la cabeza e irá paseándose por tu mente de vez en cuando.

Cuando finalmente te la comas, por permiso o por hartazgo, hay muchas posibilidades de que no te comas solo una y te quedes tranquila, puede que te comas varias o que, además de la chocolatina, te comas otros alimentos que tampoco sueles permitirte. Por último, **si además de un antojo tienes hambre, el antojo puede sentirse todavía más intenso**, porque como dice el refrán: «Se junta el hambre con las ganas de comer».

En el momento en el que sanas tu relación con la comida, los antojos se entienden como algo normal y te los permites, los vives desde una perspectiva radicalmente diferente; dejan de ser algo obsesivo y culpabilizador para ser algo aceptado y disfrutable. Está guay, ¿verdad?

Y sí, sé lo que estás pensando: que esto parece imposible, que no vas a ser capaz, y un montón de cosas más. Pero parte de este proceso consiste en confiar: en tu cuerpo, en la biología, en las profesionales que te acompañan…, igual es el momento de «saltar al vacío».

Saciedad

Hay tres conceptos que a menudo se confunden, pero que en realidad son diferentes: **saciación, saciedad y satisfacción**.

La **saciación** (también llamada «plenitud») es la **señal que te manda tu cuerpo mientras estás comiendo para decirte «ya es suficiente por ahora»**. Al igual que ocurre con el hambre, cada persona puede experimentarla de una forma diferente.

Te animo a que empieces a prestarle atención y te des la oportunidad de descubrir cómo se manifiesta la saciación en tu cuerpo. Hay algunos **signos que pueden ayudarte a identificar esta señal**:

- Sensación de **estómago lleno**.
- **Ligera distensión estomacal** (nuestro estómago no puede verse igual antes y después de comer, es físicamente imposible) o sensación de **hinchazón ligera**, sin dolor ni malestar.
- **Disminuye el deseo de seguir comiendo.** Esto no significa que el plato deje de gustarte o de llamarte la atención; simplemente lo comes con menos ganas, aunque siga estando riquísimo.
- Mayor **energía y vitalidad**.

Por otro lado, la **saciedad** es la **inhibición del hambre entre una ingesta y la siguiente**. Digamos que es el estado que se mantiene después de comer y que determina cuánto tiempo pasas sin volver a tener hambre. Tanto la saciación como la saciedad son señales físicas, es decir, nos hablan de cosas que le ocurren a la parte más tangible de nuestro cuerpo.

La **satisfacción**, en cambio, es **una señal mental**. No depende tanto de la cantidad ni de la variedad de alimentos, sino del disfrute y la calma que siento tras la ingesta.

Te pongo un ejemplo propio, porque conozco muy bien mis gustos y preferencias, pero seguro que después de leerme puedes poner tú misma cuarenta ejemplos tuyos. Imagínate que para comer tengo arroz y verduras. Yo sé que un plato combinado en el que ponga arroz hervido y verduras cocidas, aliñadas con sal y aceite, lo disfruto infinitamente menos que si hago un sofrito con las verduras, les añado el arroz y lo cocino tipo guiso. La cantidad y los ingredientes serían los mismos (por lo que mi saciación y mi saciedad serían muy similares), pero la satisfacción que siento con un plato y con el otro es radicalmente distinta.

¿Recuerdas que hace unas líneas hemos hablado de los antojos y de que la finalidad era disfrutar? Pues, **si nuestra alimentación no es satisfactoria a nivel mental, la proba-**

bilidad de que tengas antojos aumenta enormemente (explosión mental en 3, 2, 1…). Por ahora lo dejo aquí, pero no te preocupes que en el próximo capítulo vamos a hablar largo y tendido del placer y del disfrute, no soy tan mala gente.

VAMOS A PARARNOS AQUÍ

CSI: tu cuerpo tiene algo que decirte

Una de las cosas que hemos visto en este capítulo es que las señales fisiológicas son interpretaciones subjetivas de lo que ocurre en nuestro cuerpo. Por ello, cada persona las percibe de una forma diferente. La pregunta es: ¿de qué forma las percibes tú? El objetivo de este ejercicio es precisamente eso: aprender e identificar dónde y cómo sientes las señales de hambre y saciación en tu propio cuerpo.

Para ello, dibuja en una cartulina o en un folio el contorno de una figura humana. La complejidad de esta dependerá de tus habilidades pictóricas, puedes dar rienda suelta a la artista que hay en ti.

Señala con un color los lugares donde notas las señales de hambre. Usa un color diferente para la saciación y escribe algunas descripciones. Si quieres, puedes anotar si esa sensación te parece agradable, desagradable o neutra. ¿Las sensaciones van cambiando a medida que aumenta la intensidad del hambre o de la saciación? ¿De qué forma?

Te pongo un ejemplo:

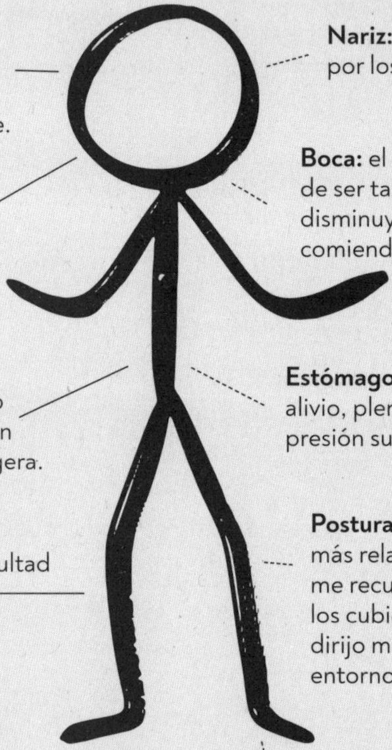

Cerebro: pienso mucho en comida, me cuesta concentrarme, empiezo a planear qué comer.

Cerebro: desaparecen los pensamientos obsesivos sobre comida, sensación de calma.

Cabeza: dolor de cabeza leve, sensación de niebla mental.

Cabeza: mayor claridad mental, disminuye la urgencia o irritabilidad.

Nariz: mayor sensibilidad a olores de comida, todo huele más apetecible.

Nariz: disminuye el interés por los olores de la comida.

Boca: el sabor del plato deja de ser tan emocionante, disminuye el deseo de seguir comiendo.

Boca: aumento de salivación.

Estómago: rugidos o «gruñidos», sensación de vacío o presión ligera.

Estómago: sensación de alivio, plenitud cómoda, presión suave.

Postura corporal: inquieta, tensa, dificultad para relajarse.

Postura corporal: me siento más relajada, sin tensiones, me recuesto en la silla, dejo los cubiertos en la mesa, dirijo mi atención al entorno...

Energía general: sensación de cansancio o pesadez en el cuerpo.

Energía general: aumento de energía, sensación de «batería cargada».

——— Hambre
---------- Saciación

Ahora te toca a ti.

Deja de hacerle *ghosting* a tu cuerpo

Es sábado por la mañana y Marta sale a dar un paseo por el barrio, más por despejarse que por otra cosa. Camina sin prisa, con la música puesta, pensando en sus cosas y fijándose en lo que se encuentra por el camino: un perro que ladra, un coche que pasa, un vecino saludando.

De repente se da cuenta: un ligero vacío en la barriga, un pensamiento recurrente sobre si debería comer algo o no, un cansancio que no sabe si viene del hambre o de la mañana ajetreada... Es bastante sutil, una sensación que aparece, se mezcla con otras cosas y a veces casi se olvida.

Se detiene y busca una barrita que recuerda haber metido en la mochila, por si acaso. Le da un mordisco y se queda esperando algún tipo de revelación... Se da cuenta de que calma esa sensación difusa, aunque solo un poco y de forma irregular. Mientras sigue caminando, presta atención a su cuerpo y se hace algunas preguntas: «¿Me apetece toda la barrita o espero un rato?», «¿Tengo ganas de seguir caminando o quiero sentarme un momento a comerla con calma?», «¿Igual prefiero un pincho de tortilla?».

Se siente rarísima, incluso un poco tonta, pero entiende que, después de tantos años desconectada, necesita hacerse estas preguntas de manera más consciente. No sabe si lo ha hecho «bien», pero algo en ella se siente satisfecha. Quizá no se trata de acertar a la primera, sino de **darse el permiso de ir probando, explorando y descubrir cómo encajan las piezas poco a poco.**

Ya tienes toda la información teórica que necesitas para comprender mejor a tu cuerpo. Esto es verdaderamente importante, porque tener una visión general de cómo funciona el organismo y de por qué (o para qué) lo hace de esa manera facilita la tarea de confiar en él.

Pero igual ahora estás pensando: «Yo de las señales de hambre y saciación no tengo ni la menor idea, empiezo a comer cuando es la hora y termino cuando el plato se acaba». Lo entiendo. Vivimos en una sociedad en la que la educación alimentaria es un poco regu y en la que se fomenta, desde que somos bien pequeñas, la desconexión de nuestras señales.

> **Pero te traigo una buena noticia: la capacidad de estar en contacto con lo que ocurre en tu cuerpo, identificarlo y saber cómo satisfacerlo es innata.**

Esto significa que podemos reconectar o reaprender a identificar de nuevo nuestras señales. Es algo parecido a sintonizar una radio: al principio podemos escuchar mucho ruido, percibimos los mensajes entrecortados e incluso dudamos de si es o no real. No obstante, **con la práctica**, entendiendo cuáles son nuestras necesidades y prestando atención a esos momentos, evaluando cómo nos sentimos y por qué…, **conseguiremos escuchar el mensaje cada vez más claro**.

Si no atendemos nuestras señales, terminaremos respondiendo a ellas a destiempo y de forma equivocada. Por ello, es fundamental comprender y trabajar en todo lo que obstaculiza la sintonización (como la cultura de la dieta, la gordofobia, el salutismo, la cultura de la delgadez…) para poder verdaderamente escuchar, entender y hacer caso a nuestro cuerpo.

Si las señales relacionadas con el hambre te resultan muy muy complicadas, puedes empezar a fijarte en otras señales que te manda tu cuerpo. ¿Cómo eres consciente de que tienes sueño?, ¿por qué sabes que tienes que ir a hacer pis?, ¿cómo sabes cuándo tienes sed? Y así empezarás a entrenar la **conciencia interoceptiva**, que es básicamente la habilidad de percibir lo que tu cuerpo siente por dentro.

Maravilloso todo, ahora vamos a lo que a ti te interesa de verdad: **¿cómo se puede trabajar la reconexión con las señales de hambre y saciación?** Una de las herramientas más utilizadas es la **escala del hambre**. Es una escala numérica del 1 al 10 que categoriza las fases que podemos identificar entre un nivel extremo de hambre y un nivel extremo de saciación. Creo que puede ser una herramienta interesante siempre y cuando tengas en cuenta las siguientes anotaciones:

- Estamos hablando de **sensaciones subjetivas**, por lo que tratar de encajarlas en un número concreto suele ser bastante complicado.
- **Toda la información de la escala del hambre es orientativa**, por lo que la idea es que empieces usando la escala, pero que poco a poco puedas ir personalizando tus sensaciones.
- Es una herramienta artificial y, sí, bastante tediosa. Es como un paso intermedio antes de llegar al objetivo final, que es básicamente conocerte tan bien que ya no necesites ninguna herramienta externa. Lo siento, es un rollo, pero **nos da información valiosísima y que no podemos saltarnos.**

Como ya nos vamos conociendo, quiero dejar clara una cosa que es fundamental. Por lo general, tendemos a tratar de hacer las cosas perfectas, tal y como dice la teoría, sin errores. Sin embargo, si nuestra intención es incorporar algo nuevo en nuestra vida y que se mantenga, **tenemos que aprender a hacer las cosas regular**. Porque no nacemos aprendidas, y eso significa que, cuando hacemos algo nuevo, que además es difícil e importante para nosotras, lo primero que nos sale es un boceto imperfecto que iremos mejorando en cada intento, con la práctica.

Parece que, cuando somos adultas, los procesos de aprendizaje pueden ocurrir sin errores. Lo siento, querida, pero ya te voy adelantando que los primeros intentos, por muy adultas que seamos, suelen ser bastante mediocres. Y esto está bien.

Por si no ha quedado lo suficientemente claro: te vas a equivocar. Habrá veces que acabes más llena de lo que esperabas y otras que te entre hambre antes de lo que habías pensado.

Es normal, hay que aceptarlo.

Y, por si te surge la duda, la única manera de no comer en exceso o de más es aprender a conectar con tus propias señales de hambre y saciedad… y hacerles caso. Tu cuerpo sabe perfectamente cuánta comida necesita. No es traicionero, estáis en el mismo equipo y no gana nada «engañándote».

¿Por qué parece que tiene más sentido confiar en lo que vemos en un post de Instagram, en lo que te dice tu vecina Pepita o en alguien que no te conoce de nada… que en la sabiduría de tu propio cuerpo?

VAMOS A PARARNOS AQUÍ

Explorando el terreno:

cómo cambia tu hambre mientras comes

Es importante entrenar la conexión con las señales internas y ganar conciencia de nuestros propios patrones, observando en qué punto solemos decidir comer, en qué punto solemos parar y de qué manera influye esto en nuestro comportamiento alimentario.

Para ello, vamos a usar la escala del hambre. **Recuerda que tanto los números de la escala como las descripciones son orientativas, lo importante es observar tus sensaciones, no juzgarlas.**

Antes de comer, pregúntate con qué número de la escala te sientes más identificada y trata de observar cómo se siente tu cuerpo.

¿QUÉ SIENTO?
10 Desagradablemente llena, a punto de reventar, siento náuseas, dolor de estómago, mucha incomodidad.
9 Claramente estoy muy llena, siento incomodidad y pesadez, ligero dolor de estómago, malestar.
8 Incómodamente llena, la sensación deja de ser agradable, pero no llega a ser molesta, ligera pesadez.
7 Llena, sensación agradable, es un punto cómodo para detener la ingesta, no hay sensación de hambre.
6 Comienzo a sentirme llena, aún tengo espacio para disfrutar la comida, aunque siento una ligera plenitud.
5 Ni hambrienta ni llena, neutralidad. Comer es opcional, no necesario.
4 Ligeramente hambrienta, sin urgencia por comer, ligero vacío en el estómago, sin malestar.
3 Hambrienta, esperando con muchas ganas, hay cierta incomodidad, mi cuerpo está listo para comer.
2 Hambre voraz, irritable, ansiosa, sensación clara de vacío en el estómago, me cuesta concentrarme en otra cosa.
1 Desmayada, mareada de hambre, comer es muy urgente, dolor de cabeza y de estómago, debilidad, sensación muy desagradable y molesta.

Un buen punto para empezar a planificar la comida y poder comer despacio, masticando y saboreando es alrededor del 3-4, cuando notas hambre, pero sin urgencia. Durante la comida, trata de mantener la atención en cómo cambian tus sensaciones. Si quieres, haz pequeñas pausas para revisar dónde estás en la escala. Al terminar, vuelve a observar cómo te sientes. Parar alrededor del 6-7 permite sentirte satisfecha, con la cantidad de comida que tu cuerpo necesita, lo que provoca una sensación física y mentalmente agradable.

El objetivo es conocer tu patrón natural,
ganar confianza en tus señales internas y aprender
a comer de manera consciente, disfrutando
del momento, cultivando tu bienestar.

Algunas cuestiones importantes

Además de darte esta información teórica, cabe matizar algunas cosas que creo que pueden facilitarte más este proceso:

No todos los días tenemos la misma hambre

Hay multitud de factores que nos afectan a la hora de percibir las señales de hambre y saciación: momento del ciclo menstrual, estrés agudo, alteraciones digestivas, actividad física, descanso poco reparador o insuficiente, cambios de rutinas, incubar alguna enfermedad, ciertos medicamentos…

No es que vaya a ser algo drásticamente diferente, pero que no te sorprenda si unos días percibes más hambre que otros. **Intenta no atascarte demasiado en encontrar un porqué, recuerda que nuestra piel es opaca y no nos resulta fácil adivinar lo que puede estar ocurriendo por dentro** (no te veo yo cara de ser pariente de ninguna vidente).

Entre una ingesta y otra «no más de cinco horas»

Es completamente cierto que **la frecuencia con la que sentimos hambre no sigue unas normas rígidas**. Además, es una característica individual, por lo que no tienes por qué sentirte identificada con lo que les ocurre a otras personas a tu alrededor.

Eso sí, sabemos que somos seres vivos que necesitamos un aporte de nutrientes y energía con cierta frecuencia (el ser humano no puede hibernar durante el invierno como los osos, por ejemplo) y, si nos basamos en nuestros mecanismos biológicos, podemos hacer una recomendación general de no pasar más de tres o cinco horas sin comer, exceptuando las horas en las que estamos dormidas.

¿Puede que haya ocasiones en las que pasen más horas sin que tengas hambre? Sí, por supuesto que sí, y puede deberse a muchas cosas: que hayas comido por encima del nivel de saciación agradable en la comida anterior (o que lleves un tiempo haciéndolo), que algo que has comido te haya sentado mal, que haya restricción mental, que lleves tiempo desconectada de tus señales de hambre y saciedad…

Si llegas a las comidas con mucha hambre, no puedes comer despacio

Esto no es una característica personal tuya ni mucho menos, es que, si llegas a las comidas con una señal de hambre demasiado intensa (cerca del 1-2 de la escala que hemos visto antes), **la necesidad fisiológica** (recuerda que pasar hambre pone en riesgo nuestra supervivencia) **se antepone a tu deseo de comer tranquila y relajada**. Vamos, que lo que tu cuerpo va a intentar por todos los medios es que desaparezca esa señal intensa de hambre cuanto antes, porque no es agradable y porque la vive como un riesgo.

Cuidado con las herramientas
que se convierten en reglas

Si has pasado por multitud de dietas o tu forma de comer ha estado marcada por normas rígidas —evitar el azúcar, reducir los hidratos de carbono, asegurarte de que haya proteínas en todas las comidas, llenar medio plato de vegetales, comer a horas exactas o un número de veces concreto...—, es normal que esto de escuchar tu hambre y tu saciación pueda parecerte otra lista de reglas que cumplir.

Y tiene sentido: seguramente exista cierta desconexión con tu cuerpo, y seguir normas te haya dado hasta ahora sensación de seguridad y de paz mental. Pero aquí está la trampa: convertir estas herramientas en reglas disfrazadas puede ser un arma de doble filo, porque **la idea no es que vuelvas a vivir en el control, sino que poco a poco aprendas a confiar en ti**.

Igual de importante es respetar
el hambre que la saciación

Es evidente que para sanar la relación con la comida y reconectar con nuestras señales internas debemos permitirnos comer cuando tengamos hambre y lo que nos apetezca, pero es **igual de importante dejar de hacerlo cuando estemos saciadas**.

Esto no significa que no haya veces que decidamos comer más, de hecho, hay ocasiones en las que comer más de lo que necesitamos puede tener todo el sentido del mundo: un plato muy rico, si tenemos pocas oportunidades de comer esa preparación, si sabemos que vamos a pasar más horas sin comer de las habituales... A lo que me refiero es a comer sistemáticamente más de lo que nos apetece o necesitamos, ya que esto no favorece nuestro bienestar y no respeta la información que nuestro cuerpo se esfuerza en enviarnos.

No tienes que dejar siempre el plato limpio

Puede que te hayan educado en el «hay que acabarse todo lo del plato». También puede que te genere rechazo desperdiciar comida. O puede que tengas un hábito muy arraigado de comer hasta que te lo acabes todo. O quizá empieces a comer con tanta hambre que te resulte muy complicado identificar la señal de saciación. Incluso puede que hayas vivido momentos de inseguridad alimentaria.

Todos estos factores te condicionan a no dejar ni una miga, pero **la realidad es que no tienes por qué acabártelo todo por obligación**. Las sobras pueden guardarse para otro momento, ¡incluso puede ser un reto divertido imaginar cómo transformarlas en otra preparación!

De todos modos, si a menudo te sobra comida, también puede ser una oportunidad de aprendizaje: igual cocinas cantidades demasiado grandes y eso te da una pista para ajustarlas la próxima vez. Si en algún momento te quedas con hambre, seguro que puedes comer cualquier otra cosa. Quizá también te ayude empezar a comer cuando tu sensación de hambre te permita invertir un poco más de tiempo y recibir las señales a tiempo real…

Sea como sea, si terminar el plato te deja con una sensación físicamente incómoda, tal vez tu cuerpo te esté diciendo que es mejor parar y reconsiderar tus rutinas.

La mente solo puede prestar atención a una cosa a la vez

Comer es un acto tan automatizado que creemos que podemos hacerlo en segundo plano. Y, en realidad, podemos hacerlo así…, pero no a coste cero. **Nuestra mente solo puede prestar atención a una cosa de manera eficiente.** Esto quiere decir que, si comemos con distracciones, habrá momentos en los que no estemos pendientes de la información que nuestro cuerpo nos está enviando (y eso puede traducirse en comer de más o de menos sin darnos cuenta).

¿Y qué son estas distracciones de las que te hablo? Pues prácticamente cualquier cosa que te saque del momento presente: comer mientras ves la tele o trabajas, mientras mantienes una conversación, si estás en un entorno desagradable, presencias conversaciones hostiles, comes en compañía, de pie o incluso caminando…, todo lo que haga que tu atención se vaya a otra parte.

¿Significa esto que tenemos que comer aisladas del mundo, en un búnker? Para nada. **Comer debe ser una experiencia agradable**, e igual para ti es superagradable comer viendo un capítulo de tu serie favorita o cenar mientras le haces una videollamada a esa amiga que vive lejos. Yo te animo a que lo sigas haciendo así, pero siendo consciente de que eso puede despistarte de tus propias sensaciones.

Sin embargo, tiene una solución muy sencilla: como sabemos que las distracciones existen —y que incluso a veces hacen que el momento de comer sea más ameno—, podemos parar un par de segundos a hacer una especie de **«chequeo» para poder decidir de manera más consciente**. Esta minipausa podemos hacerla en cualquier momento (incluso en varios):

antes de empezar, a mitad del plato, cuando nos queden un par de cucharadas… A veces, parar porque sí es complicado, así que puede facilitarte la tarea soltar los cubiertos de vez en cuando, ¡que a veces los cogemos y parece que nos los pegan a las manos hasta acabar el plato!

¿Puedo no sentir hambre nunca?

Desde un punto de vista biológico, no sentir hambre en ningún momento de la vida no es posible ni tendría sentido alguno, ya que la ausencia de hambre de forma prolongada derivaría en deficiencias o problemas de salud a largo plazo.

Sin embargo, algunas circunstancias pueden hacer que esta sensación disminuya o incluso desaparezca: patologías o condiciones médicas, el consumo de ciertos medicamentos, niveles muy altos de estrés o ansiedad o una relación complicada con la comida (incluyendo los trastornos de la conducta alimentaria) son algunos ejemplos.

Además, debemos tener presente que vivimos en una sociedad que juzga y desconfía del hambre, en la que **sentir hambre parece no estar bien visto y donde se intenta silenciar esta señal a toda costa**. Por ello, muchas personas han aprendido a acallar o ignorar el hambre, para lo que recurren a bebidas sin calorías, agua o chicles para «engañar» al estómago (como si eso nos beneficiase de alguna forma).

Por otro lado, las dietas nos enseñan a reprimir y a desconectarnos de esas señales. Además, vivir en una rutina muy caótica o acelerada también puede apagarlas temporalmente. Incluso los historiales de trauma influyen; necesitamos sentirnos seguras para poder conectar con el hambre.

Todo esto no significa que hayamos perdido la capacidad de identificar el hambre o que esa señal haya desaparecido de nuestro cuerpo. **Significa que el volumen de la señal está bajito, pero podremos ir subiéndolo poco a poco.**

La alimentación consciente (o mindful eating)

La alimentación consciente o *mindful eating* es una práctica que invita a **explorar y vivir en el momento presente toda la experiencia de comer, incluyendo la selección y preparación de alimentos, los pensamientos, las emociones, las sensaciones físicas y el resto de los comportamientos** que acompañan a la ingesta. Este concepto ha ido ganando mucha relevancia en los últimos años.

Con esta práctica se busca saborear la comida y disfrutar del acto de comer de manera más profunda y gratificante, rompiendo el piloto automático y aprendiendo a tomar decisiones alimentarias con plena presencia, sin juicios ni culpas. Esta atención plena aporta multitud de beneficios:

- Fomenta una **relación más sana y equilibrada con la comida**.
- **Reduce la impulsividad.**
- **Nos reconecta con nuestras señales internas** de hambre y saciación, regulando el apetito y adaptando la ingesta a nuestras necesidades.
- **Reduce el estrés, la ansiedad y la culpa** relacionados con la alimentación.
- **Permite disfrutar** de todos los alimentos **sin miedo**.

Como puedes deducir, es una práctica muy valiosa que nos ayuda a recuperar de alguna manera el instinto al alimentarnos. **Pero lo cierto es que no siempre resulta fácil llevarla a cabo en el mundo actual.** Nuestra sociedad está repleta de factores que juegan en contra: prisas, horarios ajustados, estímulos constantes (móvil, redes, tele), presión laboral y familiar… Todo eso hace que parar y dedicar tiempo a comer conscientemente sea un privilegio, un lujo que no todo el mundo puede alcanzar. O por lo menos no a la perfección. Y ahí está la trampa.

No te exijas la perfección.

Empieza a conectar con las comidas desde la curiosidad, como una mera observadora que recoge datos para conocerse mejor. Hazlo en los momentos en los que te resulte más sencillo, cuando puedas dedicarle unos minutos a esto. Igual para ti es más fácil empezar por los fines de semana o en el desayuno. No importa si lo puedes hacer más o menos veces. El objetivo es disfrutar de la experiencia de comer y tomar decisiones que te hagan sentir bien, y la atención plena puede (y debe) adaptarse a tu situación individual.

Si la conviertes en una obligación más en tu lista de cosas por hacer o se vuelve una exigencia, dejará de ser útil.

No es hambre, es... ¿otra cosa?

En los últimos años se está popularizando mucho hablar de **tipos de hambre** para categorizar los distintos motivos por los que decidimos comer. De forma general, se habla de «hambre física» para referirnos a aquella que viene del cuerpo y de «hambre mental» o «emocional», que sería aquella provocada por las emociones, y generalmente se ponen de ejemplo el estrés, la ansiedad o el aburrimiento. Con el tiempo, han ido surgiendo otras etiquetas, como hambre práctica, hambre gustativa, hambre del corazón, hambre social…

En teoría, distinguir los «tipos de hambre» ayuda a tomar decisiones más conscientes sobre qué, cuándo y por qué comemos. Pero ¿y en la práctica? Lo cierto es que la interpretación que se hace de todo esto es que **el hambre física (o fisiológica) es la que vale y que las otras no representan una necesidad real, de modo que deberíamos evitarlas o ignorarlas**.

Parece todo muy inocente. Pero pregúntate: ¿categorizamos otro tipo de señales fisiológicas? Cuando nos entran ganas de hacer pis, ¿pensamos si es porque hemos bebido mucho o si son nervios? ¿O si has bebido café y la cafeína te hace ir más al baño? ¿Y qué hay del sueño? ¿Analizamos si nuestra necesidad de dormir proviene de un cansancio físico o de un agotamiento emocional?

Y, si con otras señales corporales no lo hacemos, ¿por qué lo hacemos con el hambre? Pues lo cierto es que todo este caminito de preguntas nos lleva directamente a una respuesta: la cultura de la dieta.

> Hablar de tipos de hambre es una excusa
> perfecta para enmascarar la restricción,
> para justificar pasar hambre.

Detrás de esa aparente comprensión de una necesidad básica se esconde una herramienta de poder: la de decidir qué hambre merece ser atendida y cuál debe reprimirse. Pero ¿quién dicta esas reglas invisibles? ¿Con qué criterios se universalizan? ¿Quién posee esa autoridad sin conocer las particularidades de cada individuo?

Clasificar el hambre es jerarquizarla. **Es decidir, desde fuera del cuerpo, qué sensaciones son legítimas y cuáles son un exceso.** La etiqueta funciona como un límite moral. Esta fragmentación nos distancia de la experiencia viva del hambre. La convierte en objeto de análisis, transforma un acto instintivo en una cuestión de obediencia. Cada tipo de hambre exige una interpretación, un diagnóstico, una vigilancia. Ya no comemos porque tenemos hambre, sino porque hemos determinado (después de pensarlo lo suficiente) qué tipo de hambre es, y la conclusión encaja en una decisión preestablecida. **El cuerpo, una vez más, queda subordinado a las normas.**

El hambre es algo personal, cambia con nuestras experiencias y se aprende y refuerza a medida que vivimos. **El hambre es hambre, y ya está, no necesita apellidos ni etiquetas.** Obviamente, nuestra ingesta está influida por muchísimos factores: necesidad energética, situación emocional, recuerdos asociados a los alimentos, la compañía con la que comemos, la publicidad que hemos visto durante el día o incluso la presentación de los platos. También influyen nuestras creencias sobre lo que es saludable, el ambiente que nos rodea y los hábitos que hemos aprendido desde la infancia…, entre un millón de cosas más.

Hablar de tipos de hambre, como si tuviésemos que estar alerta, **entorpece la conexión con nuestras señales** y nos **genera desconfianza, tanto de nuestro cuerpo como de nuestra mente**. El capitalismo alimentario lo sabe bien: cuanto más culpables y confundidas estemos respecto a lo que sentimos, más dependientes seremos de sus guías, productos y promesas de control. Así, la categorización del hambre encaja perfectamente en un sistema que nos invita a desconfiar de nuestros propios cuerpos para poder vendernos «la perfección».

El hambre no distingue de lo físico y lo emocional, porque en el cuerpo no hay fronteras.

Entender las señales del cuerpo, los factores que influyen en la ingesta, tanto internos como externos, cuáles nos afectan más en cada momento y cómo cambian según la situación, nos ayuda a dar una respuesta mucho más natural y menos instrumentalizada. Y quizá, desde ahí, haya ocasiones en las que nos demos cuenta de que no es comida lo que necesitamos, sino algo diferente, como descanso, compañía, diversión, movimiento, afecto…

No porque comer esté mal, sino porque comprender lo que el cuerpo realmente pide nos devuelve a una forma más auténtica de habitarlo. **Comer entonces deja de ser una reacción automática o un refugio confuso y se convierte, de nuevo, en un acto de conexión con la vida.**

5

A VECES NECESITAS UN PASEO; OTRAS, UNOS CHURROS CON CHOCOLATE

Emociones, esas cosas que te mantienen con vida

Marta no ha tenido un buen día. No ha pasado nada grave, solo ese cúmulo de cosas pequeñas que se enredan en la cabeza, un día de esos en los que parece que todo pesa un poco más. Mientras camina, piensa en qué cenar. No algo rápido ni ligero, sino **algo que le apetezca de verdad**.

Empiezan a aparecer ideas: un plato caliente con queso fundido, algo crujiente, algo dulce después. Se sorprende a sí misma sonriendo. Y, casi al mismo tiempo, escucha esa voz interna —no suya, pero metida en su cabeza— que le susurra que eso es «demasiado», que quizá debería «comer más sano y no dejarse llevar por las emociones».

Marta no responde a esa voz. La deja pasar, como quien ve una nube moverse despacio. **Piensa en lo absurdo que resulta tener que justificarse por algo tan** simple como querer cenar algo que la haga sentir bien. Le parece curioso cómo se ha acabado convenciendo de que hasta el deseo más inocente de comer algo rico viene con advertencias.

Durante años le enseñaron que comer debía ser un acto medido, casi estratégico. Planificar, controlar, compensar. Abre la puerta y se da cuenta de algo que nunca antes había pensado: esa necesidad de placer no tiene nada de peligrosa. **Comer algo que le gusta no va en contra de su salud, sino que forma parte de ella.**

Mientras prepara la cena, nota cómo el cuerpo se relaja un poco, como si le agradeciera el gesto. Piensa que, al final, cuidar de sí misma también pasa por eso: por dejarse sentir, por permitirse el gusto. **Por no hacer del placer un enemigo.**

Lo que le ocurre a Marta **no va solo de comida, va de emociones**. Porque, en realidad, hay algo profundamente humano que vincula **el comer y el sentir**. A menudo, las emociones se nos presentan como algo que hay que controlar o dominar, como si fueran un estorbo o una señal de debilidad.

Pero las emociones no están ahí para sabotearnos, sino para informarnos. Llegadas a este punto, creo que merece la pena detenernos un momento a hablar de las **emociones: qué son, para qué sirven** y **por qué hemos aprendido a tenerles tanto miedo**, sobre todo cuando las relacionamos con la comida.

De una forma muy sencilla, podríamos definir las emociones como las **respuestas automáticas del cuerpo ante lo que vivimos**. Así pues, su finalidad es prepararnos para responder de manera adecuada al entorno y nos ayudan a entendernos y a cuidar de lo que necesitamos. Aunque las emociones y los signos físicos asociados a ellas (cambios en el ritmo cardiaco, en la respiración, en la expresión facial, tensión muscular…) son automáticos, **la forma en la que individualmente las interpretamos, expresamos y colocamos** es aprendida y depende, en gran medida, **de nuestra historia de vida y de nuestras experiencias**.

Imagina a dos personas que van a subirse a un escenario a hablar en público. Ambas sienten el corazón acelerado, las manos sudadas y un nudo en el estómago. Las señales que manda su cuerpo son prácticamente las mismas. Sin embargo, una de estas personas ha crecido en un entorno donde equivocarse se interpreta como algo peligroso o vergonzoso. Por ello, cuando nota esas sensaciones, automáticamente anticipa: «Me van a juzgar, qué vergüenza». Por el contrario, la otra ha aprendido que esa sensación de adrenalina es «energía antes de hacer algo importante», así que lo llama nervios o emoción.

> **Aunque el cuerpo de las dos reacciona igual, cada una lo vive de una forma muy diferente.**

Además, las emociones son temporales —de forma natural, surgen, llegan a su punto álgido y gradualmente desaparecen—, pueden aparecer unas como consecuencia de otras (y convivir varias a la vez) y tienen **funciones adaptativas**. Así, algunas, como el miedo, nos preparan para la acción y están relacionadas con la supervivencia, mientras que otras, como la alegría o el asco, influyen en cómo interpretamos el mundo para repetir o evitar distintos escenarios. También las hay que nos ayudan a identificar y comunicar cómo estamos y lo que necesitamos, como la tristeza, y otras dirigen nuestra atención a lo verdaderamente relevante, como la curiosidad o la sorpresa. Aunque **no todas las emociones son agradables de experimentar,** todas **son necesarias para la vida**.

Hay dos cosas que veo de forma muy recurrente en las personas a las que acompaño:

- **Nuestro vocabulario emocional es tremendamente escaso.** Digamos que todo se reduce a «estoy bien» o «estoy mal» o, con suerte, identificamos algo un poco más específico, como vergüenza o soledad. Pero, cuando no tenemos palabras para describir con claridad cómo nos sentimos, nos resulta mucho más difícil entender lo que nos pasa.

  Hay una herramienta que quizá te suene y que resulta especialmente útil para ampliar nuestro vocabulario emocional: **la rueda de las emociones**.

  A menudo sentimos las emociones como **un gran caos interno. Esta rueda sirve para poner un poco de orden**: organiza las emociones visualmente y nos ayuda a pasar de lo difuso a lo concreto. En el centro están las emociones básicas, que son las innatas, las que surgen de manera natural en todas las personas sin que haya un aprendizaje previo y sin importar el entorno en el que crezcan.

  A partir de ahí, se despliega en matices más precisos, revelándonos una enorme gama de estados que también merecen ser nombrados.

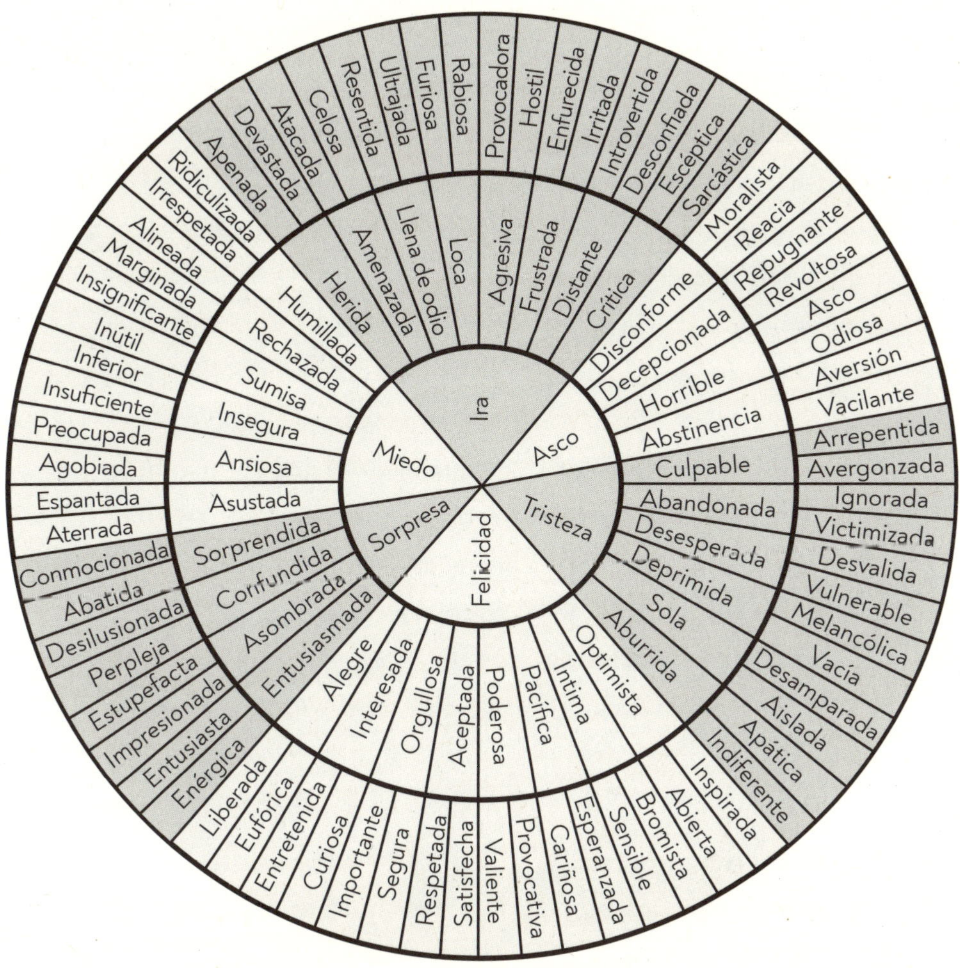

- **Hay emociones que tienen muy mala fama.** ¿Cuántas veces hemos oído que no debemos enfadarnos, que sentir miedo es de débiles o que no tenemos motivos para estar tristes? La sociedad nos enseña desde pequeñas que hay ciertas emociones que tenemos que esconder, controlar o incluso evitar.

El problema es que las emociones son humanas y cumplen funciones muy importantes, como ya hemos visto. El enfado, por ejemplo, no es solo explosión o agresividad, también nos alerta de injusticias y nos da energía para poner límites. La tristeza no es debilidad, nos ayuda a procesar las pérdidas y a conectar con los demás. Y el miedo no es una señal de fracaso, sino un sistema de protección.

Cuando etiquetamos algunas emociones como «malas», **no solo las rechazamos, sino que también nos alejamos de lo que nos están intentando decir**. La mala fama de estas emociones puede llevarnos a ignorarlas, reprimirlas o incluso sentir culpa por experimentarlas. Pero las emociones que no se escuchan siguen ahí y, tarde o temprano, encuentran otra forma de hacerse notar menos claras o amables con nosotras mismas.

Personalmente, me niego a normalizar que pasemos por la vida sin pena ni gloria. **Las emociones nos ayudan a vivir, a expresarnos y a adaptarnos a lo que nos rodea.** No pueden esconderse debajo de una alfombra, porque acaban haciendo bulto.

Así, poco a poco podemos empezar a mirar nuestras emociones de otra manera, porque no son un obstáculo, sino una guía para tomar decisiones. No siempre serán cómodas ni fáciles de interpretar, pero todas tienen su razón de ser. **Reconocerlas, y hacerlo sin juicios, es el primer paso para empezar a entendernos de verdad.**

En este mundo que nos quiere discretas y neutrales, sentir y permitirnos expresarlo es revolucionario.

Te pongas como te pongas, comer es emocional

Desde que nacemos, comer y sentir están entrelazados. No es solo que la comida provoque emociones: **alimentarse es una experiencia emocional en sí misma**. Esta relación entre emociones y comida es universal e innegable, y tiene un componente biológico y otro aprendido.

¿Recuerdas que en el capítulo anterior te comentaba que el hambre era ese mecanismo ancestral que nos salva de morir por despiste? Esto, en parte, es gracias a las emociones placenteras que experimentamos al comer.

En los primeros meses de vida, el acto de comer calma, consuela y vincula; de hecho, activa los mismos circuitos del cerebro que regulan el apego y la seguridad. Con el tiempo, esa base biológica se va llenando de matices aprendidos: las emociones se nombran, se interpretan y también se asocian a ciertos alimentos o contextos. Las prácticas familiares —premiar, consolar, castigar con comida, las normas, los juicios…— refuerzan asociaciones emocionales específicas.

La cultura de la dieta nos convence de que la comida no debería ser una experiencia emocional, sino una ecuación matemática.

Así, nos hace creer que comer por placer o por consuelo es una debilidad y que «lo correcto» es comer «por necesidad física». De este modo, no solo controla lo que comemos, sino cómo nos sentimos respecto a lo que comemos.

La **relación comida-emociones es bidireccional**, es decir, comer influye en cómo nos sentimos, pero cómo nos sentimos también tiene un papel importante en nuestras decisiones alimentarias.

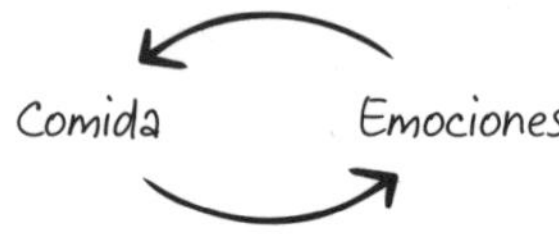

Esto es una realidad que debemos reconocer y aceptar; no es algo que podamos elegir o controlar, simplemente es.

Pero podemos usar este vínculo a nuestro favor si nos reconciliamos con él.

Porque esa idea de comer solo por hambre física es una versión descafeinada de lo que verdaderamente somos. **Cuando entendemos que la comida no es el problema, todo cambia.**

VAMOS A PARARNOS AQUÍ

Lo que me pasa cuando como

Ahora que ya sabes que comer y sentir siempre van de la mano, me encantaría proponerte un ejercicio para que explores, en tus propias carnes, la conexión que existe entre las emociones y la comida (recuerda, desde la curiosidad, no desde el juicio). El objetivo es que empieces a tomar conciencia de cómo el cuerpo, la emoción y la elección alimentaria se entrelazan.

Para ello, **dibuja un círculo grande en un folio**. Este es tu plato. En el margen izquierdo, escribe qué **emociones suelen estar presentes cuando comes** (la rueda de las emociones puede ayudarte mucho con esto): placer, culpa, calma, miedo, ternura, ansiedad, entusiasmo, agobio... Puedes jugar tanto con el tamaño de las palabras como con los colores que empleas para reflejar si es algo que te pasa con frecuencia o solo de forma ocasional, si ocupa mucho espacio en tu mente o poco...

Después, coloca **dentro del plato las emociones que más definan tu relación con la comida y tu experiencia cuando te sientas en la mesa** (las que se repiten con más fuerza).

En el margen **derecho**, anota qué **factores externos influyen en cómo comes o cómo te sientes cuando comes**: comentarios sociales, normas, cultura de la dieta, educación en casa, redes sociales, comparaciones con personas de tu entorno, recuerdos...

Puede que haya distintos platos si es la comida de la semana o del fin de semana, si comes sola o en compañía, dependiendo de con qué compañía en concreto, si es en casa o fuera de casa... Puede que dependa también del tipo de alimentos que haya en el plato: si es una ensalada, una lasaña, un guiso de garbanzos... Dibuja tantos platos como necesites para intentar reflejar tu experiencia completa.

Te pongo un ejemplo, aunque solo debe servirte como inspiración, no es una guía. Una vez que acabes, revisa tu(s) plato(s) y reflexiona sobre las cuestiones planteadas.

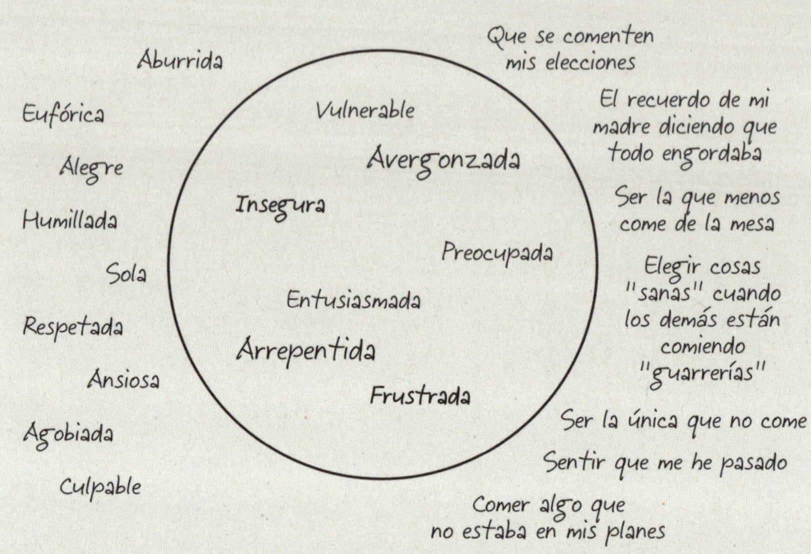

- Si tu plato representa tu experiencia con la comida, ¿cómo dirías que es esta en líneas generales?

- ¿Hay algo que te llame la atención o te sorprenda?

- Las emociones que ocupan más espacio, ¿por qué tienen tanto protagonismo?

- ¿Hay diferencias si te fijas en el antes, el durante y el después de comer?

- ¿Depende de los alimentos que hay en el plato? Si es así, ¿por qué?

- Si observas el margen derecho del plato (factores externos), ¿qué efecto tienen sobre las emociones que hay dentro? ¿Entiendes que todo lo que hay ahí no es tuyo, pero que se ha colado de alguna forma en tu propio sentir?

- ¿Qué crees que pasaría si el placer, la curiosidad o la calma tuvieran más sitio en tu plato?

Las emociones deberían acompañarnos
en nuestra experiencia alimentaria, no interrumpirla,
vigilarla o cuestionarla.

Regular no es fingir, gestionar no es apagar

Hasta ahora nos hemos centrado en entender qué son las emociones y la relación que tienen con la comida. Estupendo. **Pero ¿qué hacemos con las emociones aparte de sentirlas? Necesitamos colocarlas, darles un lugar y un sentido.**

Cuando hablamos de «colocar» una emoción, entran en juego dos conceptos clave: la **regulación** y la **gestión emocional**. En la literatura científica estos términos no suelen diferenciarse de manera clara. A veces se matizan ligeramente, pero **en general se usan como sinónimos**. Sin embargo, desde mi experiencia profesional, me parece importante distinguirlos, porque la comida juega un papel relevante en esa diferencia.

La psicología no es una ciencia exacta, y su mayor valor está en reconocer que no existe una verdad única. **La interpretación de un hecho nunca es neutra, está atravesada por la mirada de quien la vive**, de modo que no hay respuestas universales. Lo que resulta coherente para alguien puede no serlo para otra, y ambas perspectivas pueden ser válidas.

Regular es sostener

Vamos a empezar hablando de **regulación emocional**. De forma sencilla, la regulación emocional es la **capacidad que tenemos para ajustar la intensidad o la duración de una emoción** hasta un nivel en el que **podamos sostenerla y responder de manera coherente a lo que ocurre (recuerda, no obstante, que esto no es ni universal ni estanco)**.

Como hemos visto antes, **las emociones fluctúan y van cambiando de intensidad**, tienen un punto álgido y siempre acaban descendiendo o ascendiendo con el tiempo. Estas fluctuaciones no solo son naturales, sino que también determinan cómo respondemos.

Imagina que, en ese camino que tus emociones dibujan, existe una zona intermedia en la que puedes **sentir la emoción** sin que te desborde ni te paralice y en la que eres capaz de **responder ante las cosas de forma adecuada**: pensar con claridad, tomar decisiones y conectar con otras personas. Esa es tu **ventana de tolerancia.** No es que «no sientas nada», sino que sientes de una manera en la que puedes acompañarte.

Hay dos características de la ventana de tolerancia que a mí me parecen dignas de mención:

Cuando la intensidad de la emoción nos desborda, como si ya no cupiera dentro de nosotras, hablamos de un estado de **hiperactivación**.

Nuestro cuerpo lo nota: se acelera el pulso y la respiración, aparece tensión muscular, sequedad de boca, sudoración… Además, **aumenta la reactividad emocional** (la rapidez con la que respondemos emocionalmente a los estímulos) y aparece la **hipervigilancia** (un estado de alerta exagerado). Asimismo, un punto clave es que hay **desorganización cognitiva**, es decir, soy incapaz de articular un discurso lógico de lo que ocurre: hay dificultad de concentración, pensamientos acelerados o caóticos, confusión, sensación de bloqueo o niebla mental, interpretaciones distorsionadas…

La otra cara de la moneda es lo que conocemos como **hipoactivación**, que sería una especie de **desactivación excesiva del sistema nervioso** ante lo que ocurre. Esta suele venir acompañada de **ausencia de reacción** o sensación de **desconexión emocional**, lentitud mental o física, **falta de motivación**, sensación de **vacío**, embotamiento...

Todas pasamos por momentos de hiper e hipoactivación. **Forma parte de cómo nuestro sistema nervioso responde a la vida y no es patológico**, siempre y cuando sea algo temporal. Pero **si** la hiper o la hipoactivación **se vuelven crónicas o extremas**, interfieren en la vida cotidiana o se acompañan de incapacidad para regularnos (es decir, para volver a nuestra ventana de tolerancia), **vale la pena trabajarlo** en un contexto de acompañamiento psicológico individualizado.

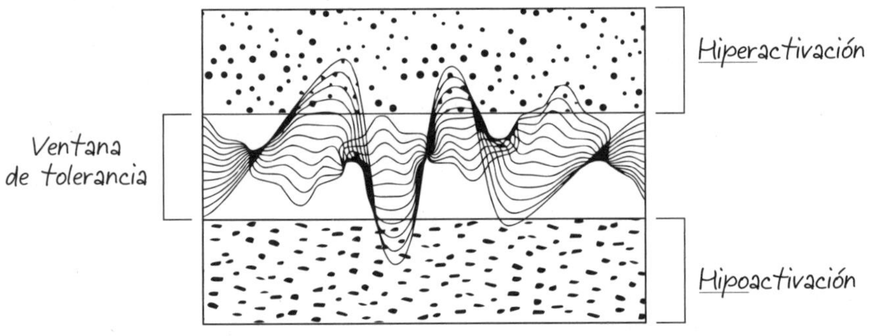

La relación entre el comer y el sentir

Para sorpresa de nadie, la comida es una herramienta de regulación emocional, es decir, es capaz de modular la intensidad de lo que sentimos. Y quizá te preguntes: «¿Es esto bueno o malo?». Pues, simple y llanamente, es. Podríamos preguntarnos entonces si es funcional o no, y esto **depende de si es una entre muchas herramientas o la única con la que contamos**.

Imagina que, para mí, una herramienta de regulación emocional es ducharme y lavarme el pelo. No me vale una ducha rapidita, tiene que ser una ducha que lleve su tiempo. Imagínate que esta fuera mi única herramienta de regulación emocional, ¿qué crees que significaría en mi vida? Probablemente reduciría mucho mis movimientos, ya que necesitaría siempre asegurarme de tener una ducha cerca. Aparte, no creo que mi piel y mi pelo estuviesen en sus mejores condiciones. Y ya no hablemos de mi factura de agua y de luz…

Entonces, ¿está mal que la ducha sea una herramienta de regulación emocional para mí? En absoluto, lo que ocurre es que es limitante porque no tengo otras opciones (no por la ducha en sí). Es como tener un solo camino para volver a casa: **si ese camino se bloquea, te pierdes**.

Si te pasa algo parecido con la comida, el «problema» no es la comida, sino **la falta de recursos**. Y la «solución», por tanto, no es no tener bombones o patatas en casa, sino **añadir poco a poco otras estrategias de regulación, ampliar tu repertorio**. Y es que las herramientas de regulación también pueden jugar en nuestra contra cuando nos desconectan, evitan o bloquean la emoción.

Porque regular no es controlar, sino acompañar
lo que sientes, procurando que no te desborde
ni te adormezca.

¿Y qué podemos hacer para que la comida sea una herramienta de regulación emocional que reme a nuestro favor? Lo primero, **aceptarla**. La comida, y en particular algunos alimentos, son un recurso accesible que **nos aporta placer, nos conecta con recuerdos o personas y nos da seguridad**.

Pero, además, **debes permitirle cumplir esa función**.

Si estoy comiéndome unas galletas deprisa y corriendo, de pie, pensando en que no debería, que me estoy portando mal o que voy a engordar mucho…, es difícil que haya bienestar, calma o consuelo ahí. Volviendo al ejemplo de la ducha, es como si subiese la temperatura del agua hasta el punto de ebullición; seguramente saldría mucho más estresada y agobiada de lo que entré (y puede que con alguna quemadura).

Asimismo, para que algo sea una herramienta de regulación emocional, debe **conectarnos con el presente** y ser un recurso que **aparezca de forma rápida en nuestro cerebro**. Por eso, necesitamos practicarlo y familiarizarnos con él dentro de nuestra ventana de tolerancia hasta integrarlo como una opción; solo así, fuera de ella, podrá ser verdaderamente útil como estrategia de regulación.

Por ejemplo, si yo en mi vida he hecho croché, aunque encaje con lo que habitualmente me regula —una manualidad que requiere mi atención, calmada, fácil de transportar y guardar—, no puedo esperar que funcione si lo intento por primera vez cuando estoy completamente desbordada. En realidad, es probable que en ese momento ni me acuerde de que el croché existe. Recordemos que, en hiperactivación, hay desorganización cognitiva y, en hipoactivación, desmotivación y apatía. **Si tenemos que pararnos a analizar y decidir en ese momento, es poco probable que logremos dar con alguna herramienta que nos ayude si no la hemos practicado (y mucho) previamente.**

Por último, quiero que sepas que el hecho de que la comida sea una herramienta de regulación emocional no significa solo que nos genere bienestar (que también, porque ya sabes que hay una base innata en todo esto) o que siempre sea adaptativa.

Como estamos viendo a lo largo de todo el libro, la experiencia que vivimos en torno a la comida y nuestra interpretación de esta se ven profundamente influenciadas por el entorno y las experiencias individuales.

Hay personas que, al comer, no experimentan una sensación real de bienestar. Esto ocurre no porque los alimentos no les resulten sabrosos o no sientan placer al comer, sino porque la comida ha dejado de ser un espacio de disfrute genuino y se ha convertido en un medio para aliviar tensiones, callar emociones o rellenar vacíos. Comer pasa en estos casos a ser una respuesta automática frente al malestar y, aunque el alivio llega, es fugaz y no resuelve la causa emocional. Como resultado, el acto de comer termina dejando una sensación de desconexión más que de satisfacción. **El vínculo con la comida se vuelve ambiguo: aquello que en un principio ofrecía consuelo también genera malestar o culpa.**

Por otro lado, hay personas que encuentran en la restricción una manera de recuperar la autonomía sobre aquello que internamente se percibe como incontrolable. Dicho de otra forma, la ausencia de comida genera una (falsa) sensación de control, orden o poder sobre una misma. Por ello, cuando la vida, las emociones o el entorno se perciben como caóticos o impredecibles, controlar lo que se come o no se come se convierte en el único territorio sobre el que parece posible gobernar. Esta estrategia genera una calma particular que nace de la sensación de estar por encima de las propias necesidades. Sin embargo, ese intento de control se vuelve rígido y limitante y se transforma en una **pérdida progresiva de libertad en la cual el miedo a perder el control acaba dominando la experiencia emocional y alimentaria.**

En definitiva, **la comida cumple un papel importante en la regulación emocional**. No podemos evitarlo o huir de ello, pero sí podemos trabajar en la manera en que nos relacionamos con ella. Porque la manera en que la vivimos y la integramos define si nos ayuda a sostenernos y a acompañarnos, o si termina imponiéndose y coartando nuestro bienestar.

VAMOS A PARARNOS AQUÍ

Mi caja de herramientas emocional

Es hora de llevar este conocimiento a tu propia experiencia. Cada persona desarrolla sus propias formas de calmarse, activarse o reconectarse consigo misma; algunas herramientas ya las usas de manera automática y otras quizá aún no las has descubierto.

Este ejercicio te invita a explorar conscientemente tus recursos, a reconocer lo que realmente te ayuda, a identificar lo que limita tu regulación y a ampliar tu repertorio de estrategias construyendo tu propia caja de herramientas emocional para usar en distintos momentos de la vida. **Recuerda que aquí no hay respuestas correctas o incorrectas.** Tus herramientas reflejan tu experiencia personal y tu manera de cuidarte (si alguna no la sientes como cuidado, habrá que darle una vuelta).

En una libreta o un folio, haz un listado con **todas las cosas que haces cuando necesitas regular tus emociones**: escuchar música, caminar, hablar con alguien, llorar, comer, ducharte, ordenar, meditar, respirar hondo, ver una serie...

Después, **organiza estas herramientas en categorías**. Puedes tener tus propias categorías, pero a mí me gusta organizarlas de este modo: herramientas que puedo llevar a cabo sola, aquellas para las que necesito compañía (presencial o virtual), las que puedo hacer en casa y las que puedo hacer fuera de casa. Siento que así abarco la mayoría de las situaciones que podemos vivir.

Para cada una de ellas, **responde a estas preguntas**:

- ¿Para qué emoción sueles usarla? Revisar la rueda de emociones puede ayudarte a responder.
- ¿Qué efecto tiene en ti? (te calma, te conecta, te activa, te desconecta...).
- ¿Cómo te sientes después? (cuerpo y mente).
- ¿Dónde la aprendiste o en qué momento de tu vida apareció?
- ¿Sientes que algunas funcionan particularmente mejor que otras?
- ¿Hay alguna que no funcione o con la que no te sientas cómoda?
- ¿Alguna de ellas aparece para distintas emociones?
- ¿Hay emociones para las que sientes que no tienes herramientas claras?
- ¿Sientes que alguna de ellas tiene efectos limitantes o que realmente no te regula (solo evita que sientas, te desconecta, «apaga» la emoción momentáneamente...)?

A estas alturas, puede que pienses que tienes suficientes herramientas o que te faltan recursos. Si estás en el segundo grupo, ¿se te ocurre alguna cosa que podrías probar, pero que aún no has hecho? (Recuerda que, si te sientes bloqueada o agobiada al hacer este ejercicio, puedes trabajarlo en terapia; ¡me consta que es uno de los aspectos que más se abordan desde la psicología!).

Te dejo por aquí una lista de ideas por si te apetece ampliar tu repertorio:

- Respiraciones profundas.
- Escuchar sonidos como lluvia, olas, fuego...
- Hacer estiramientos.
- Caminar despacio y poner el foco en notar los pasos.
- Comer algo rico, con calma y saboreándolo.
- Estar en contacto con la naturaleza: salir a un parque, al campo, cuidar tus plantas, pasear por la playa...
- Escribir lo que sientes (sin analizarlo ni juzgarlo).
- Organizar tus espacios: limpiar la casa, organizar el armario, doblar ropa...
- Pedir un abrazo.
- Llamar o escribir a una persona de confianza.
- Bailar.
- Escuchar música que te guste.
- Hacer un puzle o alguna manualidad: coser, pintar, arcilla de secado al aire...
- Cocinar algo que requiera ciertos pasos y atención.
- Contar lentamente desde un número grande hacia atrás (por ejemplo, el 289).
- Hacer pasatiempos, como sopas de letras, crucigramas, *sudokus*.

Gestionar es elegir

Ahora que ya has explorado tus herramientas de regulación emocional y cómo te ayudan a reconectarte o equilibrarte en distintos escenarios, podemos dar un paso más allá y hablar de **gestión emocional**. Mientras que la regulación se centra en responder a lo que sentimos en el momento y a mantener nuestras emociones en una intensidad manejable para que podamos funcionar y convivir con ellas, la gestión emocional implica **comprender y dirigir la emoción hacia objetivos o decisiones, de manera consciente y útil**.

La gestión emocional habla de algo más a largo plazo, más complejo y estratégico. Es la capacidad que tenemos de validar, comprender y guiar las emociones de modo que puedan ser utilizadas para apoyar la toma de decisiones, la acción o la adaptación a distintas situaciones.

Es un proceso que pasa por reconocer la emoción (ponerle nombre y entender su mensaje), identificar las sensaciones y los pensamientos asociados a la emoción, tomar acción (definir cómo canalizarla para tomar decisiones, actuar o comunicarse) y aprender de la experiencia. **La regulación de esa emoción puede ser un paso necesario en la gestión.**

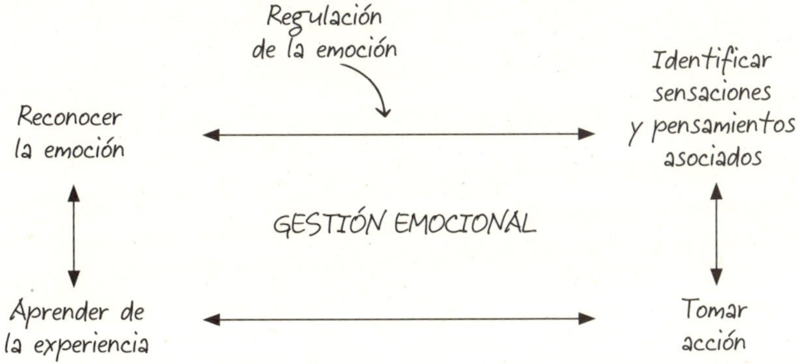

La comida no es una herramienta de gestión emocional. Sin embargo, aunque no puede solucionar nada por sí misma, hemos visto que puede ayudarnos a modular la intensidad de lo que sentimos. Puede contrarrestar el desagrado que nos producen algunas emociones, acompañarnos y sostenernos mientras aprendemos —a veces con más paciencia de la que querríamos— a manejar lo que nos pasa por dentro.

Te pongo un ejemplo, imagínate que discuto con mi madre y le digo algo de lo que me arrepiento porque sé que verdaderamente no lo pienso. Es probable que sienta culpa, tristeza y vergüenza. Mi cuerpo seguro que está tenso, mi respiración y mi pulso se aceleran, noto un nudo en el pecho y pienso cosas parecidas a «No debería haberle dicho eso», «Seguro que le he hecho mucho daño» o «Va a enfadarse mucho conmigo». La forma que se me ocurre de gestionar esas emociones y la situación en general es llamar a mi madre, pedirle disculpas y decirle cómo me he sentido en la discusión.

Si en lugar de eso me como un helado y ahí se acaba todo…, probablemente siga sintiéndome mal y, además, puede que se sume a ese batiburrillo de emociones la frustración (y quizá una culpa diferente). Pero esto no ocurre por el helado, sino porque con el helado pretendo conseguir algo que este no puede darme.

Sin embargo, si después de discutir con mi madre me como pan con chocolate y un café para bajar a tierra lo que ha pasado, reflexionar y organizar en mi cabeza las disculpas…, ese pan con chocolate es probable que me esté ayudando a regular todo el malestar que siento y, si se lo permito, me hará sentir mejor y enfrentaré la situación desde un lugar más manejable.

Al final, toda esta teoría sobre por qué comemos lo que comemos está muy bien, pero **se entiende mejor cuando**

una mira su propia vida y observa lo que ocurre. Porque, cuando empiezas a fijarte en estas cosas, te das cuenta de que decisiones que parecen «tontas» dicen mucho de cómo estamos por dentro. A veces son un parche, otras veces son una mano amiga y otras…, bueno, otras son puro trámite para no venirse abajo, porque la realidad suele ser mucho menos glamurosa de lo que nos la pintan.

Y, claro, también está el pequeño detalle —insignificante, vamos— de que comer da placer. **Un placer real, legítimo y bastante más útil de lo que solemos admitir cuando vamos por la vida fingiendo que somos robots con voluntad de hierro.**

Comer por gusto: aparentemente polémico, sorprendentemente normal

Marta y su amiga Aurora han decidido hacer un pícnic improvisado. Tenían ganas de verse, querían un plan tranquilo y en contacto con la naturaleza. Han comprado auténticas delicias: frutas jugosas, pan recién horneado, quesos aromáticos y patatas con sabor a vinagreta (sus favoritas).

Marta mira a su alrededor y trata de retener en su memoria ese momento. Piensa en lo diferente que lo habría vivido hace un año, comiendo con prisas para no quedarse sin probar nada, comparándose con lo que come Aurora, con un pensamiento constante de tener que compensar el queso…

Sonríe y se da cuenta de que ese momento, simple y sin pretensiones, le genera un placer intenso y genuino: el crujir de las patatas, el sabor de la fruta, el aire fresco llenando sus pulmones. No hay culpa, no hay juicios, solo un disfrute completo de sus sentidos. «Nos han hecho creer que disfrutar era pecado —piensa—. Pero esto... esto es vida».

La escena de Marta podría parecer insignificante, pero encierra una revolución silenciosa: **volver a disfrutar**.

En una cultura que nos ha hecho temer el placer, reencontrarse con él no es un acto banal, sino una forma de volver a casa.

Y es que el placer es un componente fundamental de una relación sana con la comida. Es, de hecho, profundamente humano. Nuestro cuerpo está biológicamente diseñado para sentir placer: tenemos papilas gustativas que nos ayudan a experimentar los distintos sabores y nos orientan hacia los que nos resultan más agradables. Tenemos mecanismos cerebrales que generan sensaciones relacionadas con el disfrute cuando comemos. Y existe toda una maraña de hormonas y neurotransmisores —como la dopamina, la serotonina o las endorfinas— que refuerzan las conductas relacionadas con la alimentación placentera, porque están asociadas al bienestar, la conexión y la vida.

Y, si todo esto es tan maravilloso, ¿dónde está el problema? Pues en que nos han convencido de que el placer es muestra de debilidad, que no es necesario o que incluso es algo negativo. ¿Cuántas veces has escuchado eso de «todo lo que está rico engorda»? Nos lo creímos. Y con ello aprendimos a desconfiar del placer, a pensar que lo deseable es sospechoso, que lo bueno no puede ser fácil, que, si se disfruta, debe tener un precio (el cual, en una sociedad que premia la delgadez, parece demasiado alto). Aprendimos esto, entre otras cosas, porque esa frase, la cojas por donde la cojas, es horrible. Como si lo peor que nos pudiera ocurrir en la vida es aumentar de peso, venga ya.

Pero ¿qué pasaría si desplazo el placer de mi experiencia alimentaria? Que tendría una mesa coja, porque el placer en la alimentación es innegociable, es natural y es humano. Además, el placer al comer ayuda a regular el apetito y la saciedad. Cuando comemos algo que disfrutamos, el cuerpo libera señales de satisfacción que indican cuándo parar de una forma mucho más certera que cuando comemos algo que no nos gusta o no nos apetece.

Por último, **el placer es la pieza clave para hacer sostenibles ciertos hábitos**. Si, por ejemplo, considero interesante incluir verduras en mi alimentación porque tienen múltiples beneficios para mi organismo, solo seré capaz de incluirlas de manera consistente si las disfruto. Si no es así, puedo obligarme a que estén presentes en mi patrón alimentario, pero antes o después irán desapareciendo poco a poco.

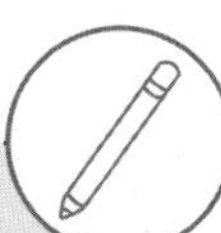

VAMOS A PARARNOS AQUÍ

Esto me gusta y punto

Te propongo detenerte un momento para explorar el placer desde tu propia experiencia. Este ejercicio no trata de decidir qué «deberías» disfrutar o qué alimentos son «mejores».

La idea es mucho más sencilla (y más honesta): descubrir qué te gusta de verdad.

Obsérvate con curiosidad, sin filtros ni juicios. Presta atención a lo que te apetece, a lo que te resulta reconfortante o estimulante y a lo que disfrutas por cómo sabe, huele o se siente en la boca.

Crear este pequeño **mapa personal de placer** te ayudará a reconectar con tu propio criterio sensorial, a recordar que comer también puede ser una experiencia gratificante, no solo una respuesta a la necesidad o a la costumbre. Porque el placer no es un lujo ni un capricho, es una parte lícita y necesaria de la experiencia alimentaria.

Puedes fijarte en distintos elementos que influyen en tu satisfacción: texturas, temperatura, sabores, emociones o recuerdos, ingredientes, contrastes, tipos de cocinado, presentación, orden y forma de comer... Eso no significa que todos tengan la misma relevancia para ti. Es posible incluso que así, de primeras, tampoco tengas nada claro. No pasa nada, la idea es que empieces a poner atención y conciencia a qué cosas concretas te hacen disfrutar de cada plato.

En mi caso, algunas de las cosas que escribiría es que me encantan las texturas crujientes, soy mucho más de salado que de dulce, adoro el queso, el pan, las patatas y los encurtidos y amo comer con las manos.

Ahora te toca a ti.

Contrastes

Texturas

* _______________
* _______________
* _______________

* _______________
* _______________

Temperatura

* _______________
* _______________
* _______________

ESTO ME GUSTA... y punto

Sabores

* _______________
* _______________
* _______________

Ingredientes

* _______________
* _______________
* _______________

Emociones/recuerdos

* _______________
* _______________
* _______________

Tipos de cocinado

* _______________
* _______________
* _______________

Color/presentación

* _______________
* _______________
* _______________

ESTO ME GUSTA... ... y punto

* _______________
* _______________
* _______________

Orden/forma de comer

* _______________
* _______________
* _______________

Combinaciones

* _______________
* _______________
* _______________

Aquí puedes añadir otra categoría importante para ti

Ten presente una cosa: los gustos no son categóricos. Tengo la sensación de que la sociedad nos obliga a posicionarnos de forma muy tajante respecto a nuestros gustos: o te gusta o no te gusta. Sin embargo, puede que no te sientas cómoda con esa rigidez (cosa que me alegraría enormemente). A mí, si me preguntan si me gustan las acelgas, diría que sí si están en una tortilla de patatas o en un guiso de lentejas. El resto de las preparaciones con acelgas no son mi fuerte.

Y es que los gustos tienen matices. Y, además, pueden ir cambiando con el tiempo, bien porque nuestro paladar se vaya acostumbrando a ciertos sabores, porque nos reconciliemos con ciertos alimentos o porque descubramos nuevas formas de prepararlos. Sea por el motivo que sea, lo importante es permitirse experimentar y reconocer esos cambios sin etiquetas ni críticas.

Por último, **el placer es fundamental en la alimentación, pero no es lo único importante**. Cuando queremos remar en favor de nuestra salud y bienestar, es necesario tener otras cosas en cuenta, como las cantidades y los nutrientes. De todo esto ya hemos hablado, así que creo que te resultará sencillo entenderlo.

Si el placer es lo único que nos mueve en la alimentación, la relación con la comida podría volverse igual de compleja que si no lo tuviésemos en cuenta o si solo nos fijáramos en el valor nutricional de los alimentos. Centrarse únicamente en el placer podría llevarnos a elecciones impulsivas, desconectadas de nuestras necesidades reales, o a sentir culpa cuando lo que deseamos no cumple con nuestras expectativas. Incluso, de alguna manera, convertiríamos el placer en una obligación más.

Lo cierto es que, en muchas ocasiones de la vida, el placer no es el centro de nuestros platos, lo que no significa que lo desplacemos por completo. A veces necesitamos opciones rápidas y no podemos pararnos tanto en esto, o pedimos un plato que luego resulta no ser tan satisfactorio como anticipábamos, o nos invitan a comer y lo que tienen preparado no es de nuestras cosas favoritas o solemos prepararlo de otra forma más acorde a nuestras preferencias…

La clave está en reconocer que el placer y la nutrición no son opuestos, sino dimensiones complementarias.

El uno enriquece al otro, y juntos configuran **una relación mucho más amable y natural con la alimentación**.

Comer sin justificarte ni pedir permiso ni perdón

Es viernes. Desde hace meses, Marta y algunos compañeros de trabajo tienen entradas para uno de sus artistas favoritos. Ella avanza entre la gente, esquivando brazos levantados y vasos que vuelan. Un grupo cercano discute sobre lo que se puede comer si quieres estar sana. Marta se queda un segundo escuchando, arquea una ceja y piensa: «Vaya, qué original, nunca lo había oído». Saca un bocadillo de su bolso, le da un mordisco y sigue caminando como si estuviera desafiando silenciosamente todas las normas y juicios sociales.

Hace meses ella misma podría haber formado parte de esa conversación, pero ya no. Siente que cada mordisco de ese bocadillo es una declaración de intenciones: ella manda sobre su cuerpo y sus elecciones, y el resto puede seguir con sus reglas absurdas mientras ella hace exactamente lo que le da la gana.

Este sencillo gesto es un reflejo de algo muy poderoso: el **permiso incondicional**. En un mundo donde constantemente buscamos aprobación y reconocimiento externo, donde se confunde bienestar con restricción, donde abundan los juicios, las dietas mágicas y la falsa promesa de que comer o evitar ciertos alimentos definirá nuestro valor o nuestra salud, hablar del permiso incondicional se convierte en un acto de resistencia.

No son pocas las veces que este término se malinterpreta, como si implicara descontrol o estuviese relacionado con la falta de cuidado. Es importante devolverle a este concepto su sentido original: el de reconciliarnos con nuestra humanidad, con nuestras necesidades y con la posibilidad de vivir la alimentación (y la vida misma) desde la autonomía, la presencia y el respeto.

El permiso incondicional es darnos absoluta libertad para decidir qué, cuánto y cuándo comer en cada momento, sin imponer juicios morales, restricciones arbitrarias, compensaciones, culpas o «peros».

Esto significa:

- **No evitar** alimentos por su composición nutricional; por ejemplo, porque son altos en grasas, carbohidratos o calorías.

En definitiva, no se trata de comer de manera compulsiva ni de ignorar nuestras necesidades nutricionales, sino de entender y poner en práctica que cualquier alimento puede formar parte de nuestro patrón alimentario y convivir en paz y armonía con el resto. El permiso incondicional, pues, no es anarquía alimentaria. Tampoco significa promover una alimentación poco nutritiva o hacer como si la salud no importase. Y mucho menos es una excusa para comer sin criterio.

Lo que busca, ante todo, es eliminar la carga emocional tan desagradable que tantas veces acompaña nuestras elecciones alimentarias, una carga que no mejora ni nuestra relación con la comida ni nuestra relación con nuestro cuerpo. Y, por supuesto, tampoco nuestra salud.

> **Y aquí viene la parte más bonita: el permiso incondicional es, en el fondo, un acto de confianza en ti misma.**

Es reconocer que eres capaz de escucharte, de identificar lo que necesitas en cada momento y de darte un espacio seguro para cuidarte. Es saber que no necesitas control externo, prohibiciones ni miedo para tomar decisiones que te hagan bien.

No podemos ignorar que, cuando nos prohibimos ciertos alimentos, nuestro cerebro los percibe como más deseables, lo que aumenta la probabilidad de comer en exceso cuando al final accedemos a ellos. No porque realmente lo elijamos así, sino porque decidimos desde la oportunidad y no desde la verdadera apetencia.

Cuando llevamos mucho tiempo sin soltar cuerda, soltarla de golpe aterra, lo sé. Pero la calma mental solo llega cuando realmente te das libertad en tus elecciones alimentarias, sin penitencias, sin pretender que dejen de apetecerte o gustarte esos alimentos. Solo así podrás quitarle el superpoder al chocolate (o a cualquier otro alimento) de poseerte y sacarte de tus casillas.

Y quizá, cuando por fin te escuches de verdad, con tus emociones, tu hambre, tu placer y tu permiso, descubras que **cuidarte no siempre significa elegir lo «perfecto», sino lo que necesitas en cada momento**… Porque a veces lo que calma es un paseo y otras, sencillamente, unos churros con chocolate.

Alerta *spoiler*: la comida no es una droga

La idea de **adicción a la comida** ha sido ampliamente debatida en el ámbito científico, sobre todo en los últimos años. Y, aunque este concepto ha ganado popularidad entre la población general, su base científica sigue siendo limitada y controvertida.

De entrada, entiendo por qué nos parece superlógica e intuitiva la comparación con las adicciones a otras sustancias: hay alimentos muy palatables (en especial aquellos ricos en sal, azúcar y grasas) que activan los circuitos de recompensa del cerebro igual que lo hacen algunas drogas. Y, claro, **cuando sentimos un deseo muy intenso o esa sensación de «no puedo parar», es tentador pensar: «Pues será una adicción».**

Pero aquí viene lo interesante: cuando revisamos la evidencia con detalle, vemos que la mayoría de los estudios realizados hasta la fecha no han identificado ningún componente de los alimentos que haya demostrado ser adictivo en humanos. No hay una molécula que genere dependencia. Tampoco se ha encontrado un genotipo claramente asociado ni se observan esos cambios persistentes en el cerebro que sí aparecen con sustancias como el alcohol, la nicotina o los opiáceos. Estas características son esenciales cuando hablamos de adicción en términos neurobiológicos, así que podríamos afirmar que nuestro cerebro no se queda enganchado químicamente a la comida.

Además, hay un punto clave que suele pasarse por alto: no podemos ser adictas a una necesidad fisiológica. **Comer es tan imprescindible como respirar.** No tiene sentido hablar de adicción a algo que el cuerpo necesita para vivir. Las drogas son sustancias externas, no necesarias, que alteran de manera artificial los sistemas de recompensa. Ahí está la gran diferencia.

Para complicarlo más, buena parte de los estudios que ponen encima de la mesa la idea de «adicción a la comida» se han hecho en animales, en general usando sustancias aisladas, como azúcar disuelto en agua. Pero, claro, las personas rara vez comemos nutrientes de forma aislada; vaya, que no comemos azúcar a cucharadas. Por eso, pretender extrapolar directamente esos experimentos al comportamiento humano es, como mínimo, arriesgado. Y no voy a entrar en detalle de por qué este desafío metodológico se ignora o minimiza con tanta frecuencia ni si es un descuido interesado (guiño, guiño).

Entonces, si no es una adicción como tal, ¿por qué sentimos que lo es? Porque, como ya sabemos, **la relación con la comida es muchísimo más compleja de lo que a veces parece**. No es solo el alimento, es una persona, con todos los factores que influyen en las ingestas, tanto a nivel metabólico como endocrino y fisiológico. Pero también hay variables emocionales, culturales, educacionales, económicas… Así que es importante considerar la interacción entre el contenido de nutrientes, el individuo y su contexto, y no solo tener en cuenta la palatabilidad o el placer que el alimento nos genera.

Por tanto, lo que percibimos como adicción puede ser en realidad una combinación de factores como:

- **Restricción y prohibición:** cuando prohibimos un alimento, lo convertimos en objeto de deseo. Aparece el típico ciclo de tensión → deseo → «pérdida de control» que se parece a la adicción, pero que es sobre todo una respuesta natural a la privación.

- **Comer como regulador emocional:** como hemos visto a lo largo del capítulo, la comida calma, reconforta, distrae… Pero, si no tenemos otras herramientas y se convierte en nuestro recurso principal, puede sentirse como dependencia (aunque ya sabes que es una estrategia automatizada por falta de otros recursos).

- **Baja disponibilidad energética:** cuando llevamos tiempo comiendo poco (dietas, saltarse comidas, ayunos, restricciones), el cuerpo enciende todas las alarmas para buscar comida. Esa urgencia que sentimos no es adicción, sino supervivencia pura y dura.

- **Influencia del entorno:** vivimos rodeadas de mensajes contradictorios: «No comas esto», «Desea esto otro», «Mejor si es *light*», «Mejor si es comida real»…, un cóctel perfecto para generar culpa, control y, al mismo tiempo, deseo.

- Por último, **nuestro paladar también juega su papel**: podemos adaptarnos progresivamente a intensidades de sabor cada vez más altas (o más bajas). Por eso, lo que para ti está soso para otra persona está perfecto. Y por eso también, cuando queremos chocolate con leche, una pera no nos va a quitar el antojo, aunque ambas cosas sean dulces. No es adicción, es neurofisiología del gusto, expectativa y aprendizaje.

Así que, más que hablar de adicción a la comida, **quizá conviene más mirar cómo aprendemos, sentimos y nos relacionamos con ella**. Porque ahí es donde realmente están las respuestas.

6

DE LA TEORÍA A LA PRÁCTICA

Aprender a estar en paz con lo cotidiano

Marta ya no cuenta los días «buenos» y «malos» con la comida. Antes lo hacía sin darse cuenta, como quien marca casillas en un calendario invisible: «Hoy he comido bien», «Ayer me pasé», «Mañana compenso», «Esta semana no voy a fallar». Se trataba de una especie de puntuación diaria que siempre, hiciese lo que hiciese, terminaba de la misma manera: en deuda.

Ahora, las cosas no son perfectas. Hay días en los que la vieja voz vuelve, la que le susurra que debería comer mejor, moverse más, controlarse, que su cuerpo no es suficiente, que no la van a querer... Pero Marta lo vive de otra forma: la escucha, respira y la baja a tierra. A veces, incluso se ríe un poco de ella o siente cierta lástima. Ha aprendido que esa voz no dice la verdad, solo repite un miedo que en realidad no es suyo, aunque la ha acompañado toda la vida.

Hay ocasiones en las que sigue sintiendo culpa o malestar, sobre todo cuando su cuerpo cambia o cuando alguien hace comentarios sin pensar. Pero ya no se castiga, se acompaña. Sabe que no puede cuidarse estando en guerra con su reflejo ni con la comida.

Ya no planifica con rigidez ni se pasa horas repasando qué, cuánto y cuándo ha comido. Entiende que hay días en los que come más y otros menos, y no pasa nada. Come porque tiene hambre, porque tiene ganas, porque está viva. Y en ese gesto que parece tan sencillo hay algo nuevo: paz. Imperfecta, cambiante, pero suya.

Marta no ha llegado a ningún sitio, porque la relación con la comida no tiene una meta fija. Pero ahora sabe remar en favor de sí misma, incluso cuando la corriente se pone rara.

Y eso, quizá, es lo más cerca que ha estado nunca de la salud.

Ya tenemos la teoría. Entendemos la importancia de la salud (de la de verdad), del placer, de escuchar al cuerpo. Sabemos por qué necesitamos los nutrientes, que las emociones influyen y que eso no es malo. Y, aun así, puede que tengas la sensación de seguir ahí, peleando con todo lo que te rodea en tu día a día: con la comida, con el ejercicio, con el espejo, con la idea de «hacerlo bien».

Y es que no nos damos cuenta de que, a veces, entre tanta información, lo que más falta hace es sentido común y permiso.

Sentido común para comprender que **todo lo que nos pasa nos atraviesa** y, por tanto, se refleja en nuestra vida: en cómo socializamos, en nuestro ocio, en cómo trabajamos, en las cosas que nos apetece hacer y, por supuesto, en cómo comemos. Es completamente surrealista pensar que nuestra alimentación se puede mantener imperturbable. Esto solo es posible planteárselo en ese escenario idílico que nos pinta la cultura de la dieta, pero no en una vida en la que tu trabajo te consume, tienes seres vivos a tu cargo, una hipoteca que pagar, unos vínculos que cuidar, ropa que lavar, compras que hacer…

Otra cosa para la que la cultura de la dieta nos ha adoctrinado es para culparnos, por lo que, cuando las cosas no van como esperábamos (o como nos han dicho que deberían ir), lo que nos sale de forma natural es analizar lo que «hacemos mal» en lugar de mirar a nuestro alrededor. También nos hace falta permiso para no hacerlo todo perfecto, para tener días confusos, para no tenerlo todo claro, para cuidarnos sin castigarnos.

Vivimos en una sociedad que refuerza constantemente el hacer dieta, el control, el «cuerpo ideal». Y, claro, **intentar sanar en medio de eso no es fácil**. Así, nuestro trabajo individual muchas veces choca de frente con los mensajes colectivos, con los algoritmos, con los comentarios «bienintencionados» que siguen hiriendo. Por eso, **una relación más sana con la comida no está libre de complicaciones, pero se vive de un modo distinto**. No desaparecen las dudas, pero **aparece la capacidad de defendernos** de todas esas cosas que nos han hecho daño durante tantos años.

En las próximas páginas abordaremos juntas algunas de las piedras que solemos encontrarnos en este camino de reconexión. No son grandes dramas, más bien pequeños tropiezos que a veces ni siquiera notamos ni cuestionamos porque se han vuelto parte de lo habitual. Están tan normalizados que pasan desapercibidos, pero poco a poco nos van desgastando.

Mi intención no es que acabes el libro con respuestas cerradas, sino con las preguntas útiles. Que entiendas que no hace falta anticiparlo todo, ni controlar cada bocado ni convertir cada comida en una declaración de principios. Que podemos responsabilizarnos de la alimentación desde el cuidado y sin sacrificar el placer, que no existe la adicción a la comida, que debemos salir del «todo o nada». Que lo importante es estar ahí: presente, curiosa, un poco más libre.

Ayúdame a revolucionar este panorama

No nacemos con juicios sobre la alimentación ni con miedo a que nuestro cuerpo sea diferente. Es algo que vamos aprendiendo a medida que crecemos.

Cambiar la cultura de la dieta no depende exclusivamente de nosotras, ni tampoco es algo que vaya a pasar de la noche a la mañana, así que, si estás esperando a que llegue ese día para actuar, siento decirte que no va a llegar jamás.

Cambiar la cultura de la dieta empieza por cómo decidimos vivir dentro de ella.

Porque, aunque a veces parezca que intentan convencernos de que todo va a seguir igual y nos desaniman, podemos dejar de alimentar ese sistema que nos dice que solo hay una forma válida de tener un cuerpo o de comer. **Y eso se hace, sobre todo, en lo cotidiano.**

Podemos (y debemos) **empezar por cómo hablamos** —de nuestro cuerpo, del de los demás, de la comida—. Cada vez que elegimos no criticar un físico, estamos haciendo activismo silencioso. Cada vez que alguien se disculpa por comer algo y respondemos: «No tienes que justificarte», estamos rompiendo el ciclo. Cada vez que llamamos a la comida simplemente por su nombre, sin apellidos como «guarrería», «basura», «saludable»…, estamos marcando la diferencia.

El lenguaje no es inocente, no solo describe cómo vivimos la relación con nuestro cuerpo y con la comida, sino que la crea. Lo que decimos (y lo que pensamos en silencio) moldea la forma en la que nos percibimos, lo que sentimos que merecemos y la manera en la que actuamos. Por eso, las palabras con las que nos hablamos pueden hurgar en la llaga o ser una caricia. Cada «esto no debería comerlo», «estoy fatal», «hoy me he portado mal» o «llevo todo el día comiendo mierda» lleva implícito un mensaje muy potente: que comer es una especie de delito y que el cuerpo es algo que hay que corregir.

VAMOS A PARARNOS AQUÍ

La importancia del lenguaje

La forma en que nos hablamos importa y, aunque no podemos controlar los pensamientos que aparecen, sí la voz que les responde. Por eso, crear una narrativa interna propia funciona como un pequeño escudo que nos protege del ruido externo y del juicio aprendido. Pero no se trata de «pensar en positivo», sino de hablarte desde el respeto en lugar de atacarte.

Te propongo un ejercicio sencillo: anota varias frases que digas o escuches con frecuencia sobre tu comida o el cuerpo. Por ejemplo: «No debería comer esto», «He comido demasiado, esta noche no ceno y así lo compenso»...

Léelas despacio y piensa en lo que realmente comunican y refuerzan. Después, reformúlalas con un lenguaje alternativo, más consciente y respetuoso. No hay que disfrazar nada, sino expresarlo de una forma más honesta, amable y coherente con el tipo de relación que quieres construir contigo.

Te pongo algunos ejemplos por si te sirven de inspiración:

- «No debería comer esto». → «Aunque tengo creencias muy arraigadas, no hay alimentos prohibidos y comer esto no me hace ni mala ni buena persona. Voy a tratar de disfrutarlo, no convertirlo en un problema».

- «He comido demasiado, esta noche no ceno y así lo compenso». → «Mi cuerpo sabe regularse, no hay nada que arreglar. Cuando llegue la noche veré qué necesito realmente».

- «Esto me lo como porque me lo merezco». → «Siempre merezco comer, pero hoy en particular necesito un gesto amable, y la comida también es cuidado y disfrute».

Tu algoritmo no quiere tu bienestar, quiere tu atención

Las redes sociales son, ante todo, ocio. Un espacio para entretenernos, distraernos, inspirarnos, reírnos, aprender o conectar con otras personas. Pero, si cada vez que cierras una app te sientes más insegura, culpable o agotada que antes…, **amiga, ahí no es**.

Debemos tener presente que las redes sociales no buscan nuestro bienestar, sino nuestra permanencia en ellas. Los algo ritmos no quieren que te sientas mejor con tu cuerpo o que comas en paz, quieren que te quedes mirando. Y para conseguirlo refuerzan los contenidos que más interacciones generan: los cuerpos normativos, los «antes y después», las dietas milagro, las rutinas imposibles, los mensajes de autocontrol disfrazados de autocuidado.

Así, sin darnos cuenta, los algoritmos van confirmando nuestras inseguridades. Si un día le das «me gusta» a una receta «saludable», al día siguiente tienes todo el Instagram lleno de restricciones, compensaciones y recetas «sin». Si miras un cuerpo «ideal», te bombardeará con entrenamientos «para conseguirlo» o con retoques estéticos (que cada vez se normalizan en edades absurdamente más tempranas).

Y se construye **la ilusión de la normalidad**, en la que solo existen cuerpos perfectos (que, casualmente, no se parecen demasiado al tuyo), pieles sin textura (porque la realidad, por lo visto, viene con filtro), casas ordenadas (aunque solo sea en el plano), desayunos con una luz maravillosa (que la gente se come fríos, porque primero hay que hacerles la foto) y vidas que dan envidia hasta cuando van mal (lo que, seamos sinceras, tiene más que ver con la cuenta bancaria que con el esfuerzo personal).

Se nos olvida que la mayor parte de lo que vemos está minuciosamente elegido, editado o directamente pensado para vendernos algo. Las redes comercian con una idea de perfección que no existe, pero que es muy rentable. Mientras tanto, nosotras, aquí, creyendo que el problema es que no tenemos suficiente fuerza de voluntad cuando **lo cierto es que estamos comparando nuestra vida con una ficción**. Y, claro, siempre salimos perdiendo.

Y el problema realmente no es lo que vemos, sino lo que dejamos de ver. Los cuerpos reales desaparecen del mapa, igual que las formas distintas de comer, de cuidarse o de disfrutar.

Y, cuando la diversidad se borra del paisaje, parece que lo diferente está mal.

Ahí es donde entra nuestra parte de responsabilidad: cuidar la exposición. Porque es probable que pases muchísimas horas en las redes sociales, más incluso de las que piensas. No hace falta desaparecer de ellas porque han venido para quedarse, pero sí estaría bien ver qué estamos dejando entrar.

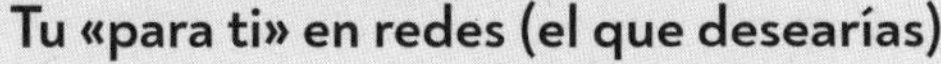

VAMOS A PARARNOS AQUÍ

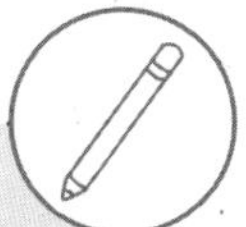

Tu «para ti» en redes (el que desearías)

Crear un entorno digital más coherente con lo que te aporta bienestar, inspiración o curiosidad es una forma de tomar conciencia de que los algoritmos moldean lo que vemos y, por tanto, lo que pensamos.

Así que vamos a reconstruir nuestro propio «para ti». Abre tus redes, revisa tu *feed* o tu sección «para ti» durante unos minutos y reflexiona:

- ¿Qué te muestra?
- ¿Qué temas se repiten?
- ¿Qué tipo de cuerpos, mensajes o estilos aparecen una y otra vez?

A continuación, trata de responder honestamente.

- ¿Esto te inspira o te agota?

- ¿Te hace sentir en paz contigo misma y con tu vida?

- ¿Qué tres palabras definirían ese «para ti»? (igual es exigencia, perfeccionismo, comparación, frustración..., o igual todo lo contrario porque tu «para ti» son solo gatitos).

Ahora imagina el «para ti» que te gustaría tener y anota las tres palabras que lo describan.

____

____

____

Quizá te gustaría algo más diverso, real, relajado, amable, divertido, inspirador... Durante una semana, interactúa solo con contenido que se parezca al «para ti» que quieres construir. Dale «me gusta», guarda, comenta o comparte lo que te hace sentir bien, no lo que te genera culpa o comparación.

No puedes cambiar de golpe el sistema, pero sí el mensaje que alimentas. Cada vez que eliges diversidad, descanso o realidad, el algoritmo aprende un poco de sentido común.

La importancia de trabajar los grises

En el mundo de la alimentación, pocas cosas sabotean tanto como el pensamiento dicotómico, esa costumbre de contemplar solo dos opciones, totalmente opuestas y excluyentes entre sí: «bien» o «mal», «éxito» o «fracaso», «saludable» o «basura».

Porque, claro, suena muy convincente decir que una quiere «hacer las cosas bien». Sin embargo, cuando ese «bien» se convierte en una **lista interminable de reglas imposibles**, el resultado casi siempre es el mismo: en algún momento te sales de tu plan, te sientes culpable y, ya que «has fallado», piensas que todo da igual y, ale, ¡a tomar por saco! Luego viene el arrepentimiento, la promesa solemne de «empezar de nuevo el lunes», y el ciclo se repite, moviéndonos entre un perfeccionismo inalcanzable y el abandono absoluto.

El pensamiento de todo o nada tiene algo de seductor: promete control, claridad y una sensación de logro. Y, no te voy a mentir, es comprensible que resulte tentador en un mundo donde la alimentación está llena de modas y mensajes contradictorios que cambian cada dos días. Pero lo que verdaderamente hace es reducir algo tan complejo como la relación con la comida a una especie de examen en el que la realidad está simplificada al extremo, con múltiples sesgos y distorsiones y donde se obvia información que puede ser muy valiosa.

Y el problema no es solo la frustración que eso genera, sino que de alguna manera en nuestra cabeza dejan de existir las posibilidades intermedias.

No hay margen de error, pero tampoco de aprendizaje.

¿Qué podemos hacer? Pues «obligar» a nuestro cerebro a contemplar otras posibilidades, primero desde la teoría y después con la práctica. Esto es incómodo, pero aprender a tolerar la frustración es parte del proceso. Y no me refiero a una frase motivacional de taza; entender que hay días en los que vas a comer diferente y que eso no borra todo lo que has hecho antes ni lo que harás después es, simplemente, entender que eres un ser humano. No hay perfección posible en algo que haces varias veces al día durante toda tu vida.

Ver belleza en los matices significa reconciliarse con la idea de que, entre el blanco y el negro, **hay grises, y que esos grises no son fracasos**.

Distintas versiones de una misma historia

Como hemos comentado, solemos ver la alimentación como un conjunto de «aciertos» o «errores» que dejan nuestro contexto y nuestras posibilidades al margen. Por eso, quiero proponerte un ejercicio para entrenar esa parte del cerebro que se encarga de reconocer los grises.

Para ello, dibuja una tabla con tres columnas y cinco filas. Cada columna representa una situación concreta relacionada con la comida o con tus hábitos («La comida de un día con poco tiempo», «Un antojo dulce», «La cena de un día en el que estás emocionalmente agotada»). En cada fila, escribe cinco posibles versiones de esta situación:

- **Versión «Pinterest»:** lo que harías si todo saliera según tu plan ideal. Es improbable que los planetas se alineen, que tengas todo el tiempo del mundo, las ganas, una luz perfecta…, pero soñar es gratis.

- **Versión «adulta funcional»:** una versión realista que te deja conforme, aunque no sea impecable.

- **Versión «se hace lo que se puede»:** algo intermedio, que no se ajusta del todo a tus expectativas, pero que te permite mantener el equilibrio. En definitiva, no está mal (la vida real, básicamente).

- **Versión «caos manejable»:** no te enorgullece, pero la reconoces como humana y posible. No hace falta sacar el látigo todavía.

- **Versión apocalíptica:** lo que tu mente dramática etiqueta como «fracaso total» (aunque no queremos que pase, necesitamos contemplarlo como opción).

Cuando termines, reflexiona acerca de si verdaderamente es realista tu idea de hacerlo perfecto, si sueles exigirte demasiado en algunas ocasiones, qué te aporta y qué te resta cada una de las versiones... ¿El drama es tanto drama cuando hay contexto?

Este ejercicio no busca que cambies tu forma de pensar o de actuar de inmediato, pero sí que amplíes tu manera de ver las cosas. Cuantas más posibilidades logres reconocer, más flexible y amable se volverá tu relación con la comida. Porque el progreso no está en hacerlo perfecto, sino en aprender a sostener lo imperfecto.

Te propongo un ejemplo que puede servirte de guía:

	La comida de un día con poco tiempo
Pinterest	Preparas un bol de revista con quinoa, tofu marinado, verduras y tahini.
Adulta funcional	Montas algo rápido: vasito de arroz, pisto de bote y lata de atún. Completo y sin dramas.
Se hace lo que se puede	Tiras de sobras: un trozo de pizza de la noche anterior, un par de zanahorias con hummus…, No brilla, pero cumple su función.
Caos manejable	Picas lo primero que encuentras: frutos secos, galletas, una fruta…, y te dices que mañana te organizarás mejor.
Versión apocalíptica	Compras en el súper unas croquetas y una ensaladilla, te lo comes todo porque, «total, qué más da». Acabas con dolor de barriga y la sensación de haber cometido un crimen.

Entender que todas estas opciones son posibles y que ninguna merece castigo ni culpa nos ayuda a vivir en paz y nos permite

Un antojo dulce	La cena de un día en el que estás emocionalmente agotada
Preparas galletas de avena y plátano sin azúcar y te sientes orgullosa de tu fuerza de voluntad.	Meditas, haces *journaling*, preparas una cena nutritiva y agradeces al universo por la lección.
Te comes un trozo de chocolate, lo disfrutas y sigues con tu día.	Reconoces que estás cansada, comes algo sencillo, pero rico y reconfortante, sin exigirle más al día.
Picoteas unas galletas sin pensar mucho. No es lo que más te apetecía, pero la vida no se derrumba.	Comes por inercia, sin darle muchas vueltas, pero al menos te permites parar y descansar.
Empiezas con un puñado de cereales y te terminas media caja, prometiéndote que no volverás a comer dulce en toda la semana.	Vas al súper buscando algo preparado porque no tienes energía ni para cocinar mientras piensas que así no puedes seguir y que algo tiene que cambiar.
Asumes que por comerte algo dulce el día ya está perdido, no dejas de comer en toda la tarde «porque ya..., de perdidos al río». Llegas a la cena superagobiada y con sensación de descontrol.	Te comes una bolsa de patatas y una lasaña congelada pensando que van a arreglarte el día, pero acabas incómoda y llena, castigándote por no tener «fuerza de voluntad», como si el cansancio se solucionara con culpa.

valorar qué nos gustaría cambiar desde nuestro propio bienestar. **Porque la vida es imprevisible.** Te toca.

Responsabilizarnos de la alimentación desde el cuidado

Hablar de responsabilidad alimentaria suele sonar a obligación o dieta. Y es normal, porque son las opciones que nos pinta la sociedad como cuidado. En realidad, **esto va mucho más de criterio informado** que de gurús del bienestar.

La mayoría de las veces comemos por inercia, por estrés o por costumbre. Y esto no es necesariamente malo si para ti no supone un problema. La cosa es que, si estás leyendo este libro, probablemente no sea todo tan chachi. Además, aunque la salud es multifactorial, no podemos olvidar que la alimentación es uno de esos factores, y veo completamente normal que quieras hacerte cargo de ella.

Siempre pongo el contexto encima de la mesa; no creo que el sufrimiento sea compatible con la constancia y sé que hay muchas formas estupendas de hacer las cosas. Aun así, como nutricionista, también sé que a nivel nutricional el cuerpo tiene necesidades que podemos atender desde la amabilidad y poniendo los límites que consideremos, como la economía o nuestras preferencias.

Esas necesidades de las que te hablo son tremendamente sencillas de cubrir: se basan en aportar a nuestro plato fuentes de cada uno de los nutrientes que vimos con detalle en el capítulo 3.

<h2 style="text-align:center">¿Qué lleva un plato interesante a nivel nutricional?</h2>

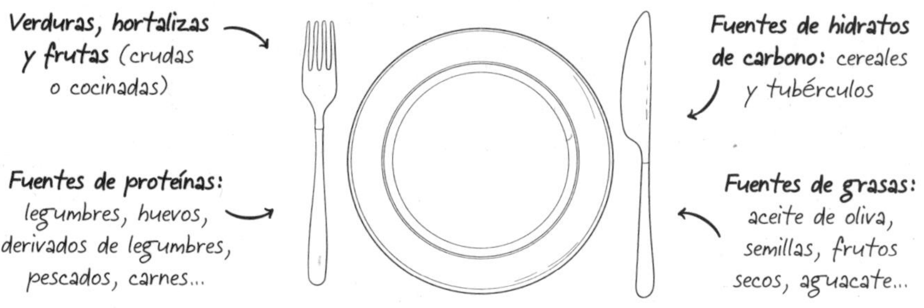

Digamos que esta sería la recomendación más esencial y, a partir de ahí, podemos matizar. Sin embargo, quiero que quede claro que todos estos matices de los que vamos a hablar son generales. ¿Esto qué significa? Pues que **en un libro no pueden recogerse todos los escenarios posibles**, por lo que, si hay algo radicalmente diferente en tu vida —como podría ser una alimentación vegana o vegetariana, una patología (crónica o pasajera), un trabajo muy demandante a nivel físico, un trastorno de la conducta alimentaria, una condición particular de la vida (como un embarazo o la lactancia), una actividad física muy intensa…—, estas generalidades van a tener que estudiarse de forma particular para llegar a la mejor opción para ti en ese momento o por esa situación.

Además, ya sabemos que hay muchísimos factores que influyen en nuestras elecciones alimentarias. Y, siendo sincera, estas recomendaciones nutricionales no son universales, cambian según el país, la cultura y hasta la moda del momento. Así que **no tiene ningún sentido agarrarnos a ellas como si estuviesen escritas en piedra**.

En este punto del viaje en el que ya hemos desligado la salud de la corporalidad, en el que entendemos que la responsabilidad con la alimentación no es exclusivamente individual y que hay situaciones en las que, por mucho que se quiera, no se pueden hacer las cosas de manera idílica (porque la vida no lo es), me siento cómoda hablándote de raciones y frecuencias de consumo. Y es que, aunque no creo que sea lo principal (o, por lo menos, no lo único), cuando hablamos de alimentación, considero que es importante tener esta información para no caer en mitos y modas absurdas que no promueven un bienestar real.

Raciones

Cuando hablamos de raciones, nos referimos a las **cantidades orientativas** por ingesta que ayudan a estimar cuánto comer de cada grupo de alimentos para mantener el funcionamiento de nuestro organismo. Es una medida de referencia, una guía para facilitar el conocimiento; **no es, en ningún caso, una cantidad exacta ni una regla fija**.

Además, debemos entender que no todas las preparaciones aplican las raciones de la misma forma, porque en estos menesteres (nuevamente) el contexto del plato importa. Así que la información de las raciones de forma aislada no tiene mucho sentido si no somos capaces de integrarla en la vida cotidiana.

Hay muchas preparaciones típicas de nuestra cultura gastronómica que no encajan en estas recomendaciones, y no pasa absolutamente nada, porque nuestro cuerpo no «come y olvida». No podemos mirar cada ingesta como si fuera la única oportunidad de ofrecerle al organismo los nutrientes que necesita, ni tampoco podemos mirar nuestro patrón alimentario como un puzle que debe encajar a la perfección. **Nuestro cuerpo funciona con aproximaciones y no se agobia por que haya semanas en las que las cosas sean diferentes.**

Frecuencias de consumo

Con esto nos referimos al **número de veces que sería interesante incluir cada grupo de alimentos en nuestro patrón alimentario** para asegurar la variedad en la alimentación y no caer en el sota, caballo y rey. Como ya hemos comentado, todos los alimentos son una mezcla de nutrientes, pero en distintas proporciones. Así que, para ofrecerle a nuestro organismo lo que necesita (y que no nos ponga quejas), **variar los alimentos es importante**. Las frecuencias de consumo nos permiten hacernos una idea de la regularidad con la que nuestro cuerpo necesita según qué cosas.

Aun así, no hay nada estrictamente obligatorio, por lo que, si hay alimentos que no te gustan o que decides no comer (o no puedes hacerlo), se podrían hacer las adaptaciones necesarias sin que eso perjudicase el valor nutricional de tu alimentación.

Fuente de...	Agua, vitaminas y fibra (también hidratos de carbono, pero su componente mayoritario es, sin duda, el agua)	
Grupo de alimentos	Verduras y hortalizas	Frutas
Ración aproximada	150-200 g, lo que equivale a un plato hondo lleno de verduras cocinadas o a dos tazas de hojas crudas.	120-200 g, lo que equivale a una pieza mediana, una taza de fruta troceada o de frutos rojos y una rodaja gruesa cuando hablamos de melón o sandía.
Frecuencia de consumo	Es interesante que estén presentes en nuestras comidas principales de forma diaria.	Recomendable entre una y tres piezas al día (realmente la recomendación sería que no te olvides de que existen).
Observaciones	No tiene que ser esa ensalada que consideras aburrida o esas verduras hervidas que quizá no son lo tuyo, busca opciones que te apetezcan: mét-elas en una lasaña, hazlas salteadas o al horno con diferentes aliños, inclúyelas en un bocadillo... Ya sabes que el placer es una de las claves de la constancia.	Pueden estar presentes como postre o formar parte de un tentempié, pero también pueden estar en otras preparaciones, como ensaladas, platos de pescado o de carne, pasta... Son mucho más versátiles de lo que creemos y dan un toque muy interesante.

Hidratos de carbono		Proteínas
Tubérculos	**Cereales**	**Legumbres**
150-200 g, lo que equivale a una patata algo más grande que una pelota de tenis o a un boniato pequeño.	40-60 g de pan (una o dos rebanadas) o 60-80 g en seco de pasta, arroz u otros cereales (1/3 de taza en seco o una taza cocinados).	50-60 g en seco (1/3 de taza en seco) o unos 170-200 g cocinadas (un bote pequeño de legumbres cocidas o una taza y media).
Aunque no hay una frecuencia de consumo estipulada, es interesante que estén presentes a diario en función de nuestras apetencias y necesidades.		La recomendación oficial es que estén presentes a diario y que representen la mitad de nuestro consumo proteico.
Pueden formar parte de varias comidas sin drama (es una patata, un cacho de pan, no el demonio).		Aunque esta recomendación es muy interesante, no es realista, porque, a menos que hablemos de población vegana o vegetariana, el consumo de legumbres en nuestra sociedad es bastante bajo. Yo te recomiendo aumentar su presencia hasta asegurar al menos unas tres veces por semana, que tampoco está nada mal (y, si esas tres veces por semana ya son sencillas para ti, puedes aumentar el número de veces que quieras porque no hay inconveniente en que estén presentes en todas nuestras ingestas).

Fuente de...	Proteínas		
Grupo de alimentos	**Derivados de legumbre**	**Pescados**	**Huevos**
Ración aproximada	150-200 g de tofu (un bloque), 120-150 g de tempe o seitán, 40-60 g de texturizados en seco (media taza o una taza completa ya hidratado).	125-150 g (un filete mediano, algo más grande si es con espinas).	Dos unidades pequeñas o una mediana-grande.
Frecuencia de consumo	Valorar incluirlos en nuestra alimentación como alternativa proteica, porque la variedad también se agradece.	Se recomiendan unas tres raciones de pescado a la semana.	Dos o tres raciones a la semana, lo que viene siendo unos cuatro huevos medianos.
Observaciones	No, no todo son hamburguesas de lentejas tristes o tofu insípido.	El pescado no es precisamente barato, así que, si no te es posible este consumo, intenta asegurar al menos una ración semanal de pescado azul, por su contenido en omega 3.	Su impacto en la salud tiene que ver más con el conjunto de la alimentación que con el huevo en sí.

Proteínas		Grasas	
Carne	Leche y lácteos	Aceites (en España, principalmente de oliva virgen)	Frutos secos y semillas
125-150 g (un filete mediano, más cantidad si lleva huesos).	Un vaso o taza de leche, 85-125 g de queso fresco (aprox., un quesito individual), 40-60 g de queso curado, un yogur.	Aquí, más que una cantidad exacta, hablaría de sentido común: añádelo sin medidas exactas ni rígidas; cada preparación va a requerir unas cantidades.	Un puñado.
Máximo tres raciones de carne a la semana, priorizando la carne blanca (interesante no consumir más de una ración de carne roja a la semana o de forma quincenal).	Máximo tres raciones al día (no son imprescindibles ni obligatorios, hay alternativas vegetales muy interesantes a nivel nutricional).	A diario en todas las comidas, como aliño y en la preparación de los alimentos.	Tres raciones o más a la semana.
Se recomienda elegir cortes magros y priorizar otras fuentes de proteína (como las legumbres).	Suelen ser complementos de nuestra alimentación, es decir, con poca frecuencia son lo principal del plato.		

La información en gramos no tiene como objetivo que saques la báscula cada vez que vayas a comer (nada más lejos de mi intención). Sin embargo, solemos conocer el peso de lo que compramos, porque ese dato aparece en el envase del alimento o en las etiquetas de las tiendas. La idea de esto está más bien orientada a que, si compras un kilo de pechuga de pollo, sepas que tienes para unas cinco o seis raciones aproximadamente.

Información valiosa

Y, ahora que ya tenemos la base más o menos clara, podemos rizar el rizo si queremos. Hay detalles de la alimentación con los que aparecen debates infinitos, temas que, según quien los cuente, parecen decidir entre la salvación y el apocalipsis. Esos que en el día a día se convierten en un ruido constante que no nos deja comer tranquilas. Así que vamos a ello, que el salseo nutricional promete:

- **Lácteos, en general, mejor enteros:** los lácteos no son imprescindibles en la alimentación. Además, la tolerancia a la lactosa (que es el principal hidrato de carbono de la leche) es variable en función de la genética, la edad y la cultura. Así que puedes optar por alternativas vegetales superinteresantes, en particular las que están enriquecidas con calcio y vitamina D. Pero, si los lácteos te gustan y te sientan bien, es preferible consumir sus versiones enteras; además de ser más saciantes, puedes beneficiarte de las vitaminas liposolubles presentes en la leche.

- **El aceite de oliva virgen extra, oro líquido:** el aceite de oliva es la principal fuente de grasa... si vives en España. Pero hay otras opciones, como los aceites de semillas, el aceite de coco o la mantequilla. Si tu bolsillo te permite elegir, el perfil nutricional del aceite de oliva virgen es muy interesante; si no es así, escoge la opción que se adapte a tu nivel económico. Por cierto, la diferencia entre virgen y virgen extra es, exclusivamente, olor, color, sabor... y precio, pero a nivel nutricional son prácticamente iguales.

- **Embutidos y fiambres:** suelen estar en el punto de mira porque, básicamente, están hechos de carne roja y a menudo tienen un porcentaje de grasa y sal más alto que otras versiones de carne. Por eso, se recomienda darles un papel secundario y priorizar otras opciones como fuente habitual de proteínas. Ahora bien, si te gustan y los consumes, sería interesante fijarse en algunos detalles: priorizar los que están hechos con carnes más magras (como el lomo), los que tienen mayor porcentaje de carne y aquellos que son bajos en sal. La verdad es que yo no conozco a nadie que cene solo chorizo, normalmente son alimentos más anecdóticos en el patrón alimentario: unos taquitos de jamón en alguna preparación, formando parte de un picoteo de vez en cuando o como ingrediente (por ejemplo, en algunos guisos de legumbres).

- **Dulces y otros alimentos (si no se habla, no existen):** los dulces, la bollería, las patatas fritas de bolsa y otros alimentos que se tildan de «poco saludables» existen, nos gustan y forman parte de la vida real. No mencionarlos ni incluirlos de forma explícita cuando se habla de alimentación (o limi-

tarse a decir que hay que «evitar o reducir su consumo»)
me parece una estrategia brillante para alimentar la culpa,
no para mejorar los hábitos. No hay una recomendación como
tal porque no tienen un interés nutricional concreto. **Son alimentos más ligados al ocio o al placer** que a unos requeri-
mientos estrictos del cuerpo. Te lo compro. Pero también
son alimentos que, insisto, nos gustan, y el gran problema
que tenemos a nivel social es que no sabemos convivir con
ellos en paz, porque los mensajes que recibimos son constantemente restrictivos, alarmistas y, a veces, francamente
exagerados. Si yo fuese la encargada de redactar una recomendación general, diría algo así como que podemos incluirlos cuando nos apetezcan y en las cantidades que nos
sienten bien, sin que desplacen el consumo del resto de los alimentos de los que hemos hablado. Que sean más un com-
plemento en nuestra alimentación que los protagonistas.

- **Conservas y congelados, ¿son buenas opciones?:** se nos ha
vendido la idea de que todo lo procesado está mal y, sinceramente, yo le debo más de una cena a su existencia. Las
conservas y los congelados son prácticos, accesibles y seguros para preservar alimentos, evitar desperdicios y tener opciones reales para comer sin dedicarle media vida a la cocina. Conservas de legumbres, verduras o pescados, vasitos
de arroz al microondas, verduras ya troceadas y congeladas... nos facilitan la vida sin que el valor nutricional se re-
sienta demasiado. Hay que desterrar esa idea de que «comer bien» es sinónimo de hacerlo tú siempre todo de cero,
porque la realidad es que el día a día nos pasa por encima y

Organización y planificación si no quiero vivir en un régimen militar

Después de todo lo que acabamos de ver, tal vez te preguntes: «Entonces, ¿tengo que hacer un encaje de bolillos para responder a las necesidades de mi cuerpo?». Rotundamente no. **Hay muchas formas, y muy diferentes, de organizar y planificar la alimentación desde la flexibilidad y teniendo en cuenta tanto tus gustos como tus apetencias.**

Te diré las que me gustan más, pero creo que la primera pregunta que debes hacerte es: «¿Necesito organizar mi alimentación?». Hay personas que tienen tiempo y disfrutan de cocinar a diario. Si ese es tu caso, puede que no necesites ninguna planificación más allá de asegurarte de tener los ingredientes disponibles.

También hay personas que se sienten más cómodas improvisando en el día a día, por lo que la única cosa que deberían tener en cuenta es disponer de una despensa bien completa y hacer una lista de la compra que incluya variedad de frescos.

Ahora bien, si no perteneces a estos grupos, te parece aburridísimo o tedioso pensar día a día qué comer, sientes que no tienes ideas y acabas haciendo siempre lo mismo o, por cuestiones laborales o de cualquier otra índole, debes prepararte la comida con antelación, puede que ahí sí encuentres ventajas en cierta organización y planificación previa de tus platos.

Planificar..., ¿me ayuda o me agobia?

Vale la pena reflexionar sobre qué lugar ocupa la planificación en tu vida. Responde a estas preguntas para explorar si te resulta útil, limitante o un acto de supervivencia más.

Objetivos y motivos:

- ¿Por qué y para qué estructurar mi alimentación?
- ¿Qué espero poder conseguir?
- ¿Cómo creo que me voy a sentir?

Ventajas, inconvenientes y limitaciones:

- ¿Qué parte del proceso (planificar, cocinar, comprar, limpiar) creo que disfrutaré más y cuál me costará? ¿Puedo delegar aquellas partes menos agradables?
- ¿Me sirve como herramienta o se convierte en una obligación más o en una forma de control?

Grado de flexibilidad:

- ¿Qué hago si algo inesperado altera mi planificación? ¿Me permito improvisar o me genera ansiedad?
- ¿Cómo creo que me hará sentir no poder seguir al cien por cien con lo planeado?
- ¿Cambiaría la estructura según mis necesidades del momento (antojos, disponibilidad, tiempo...)?
- ¿Hay espacio para el disfrute y la espontaneidad en mi manera de organizar las comidas?

Tiempo y energía:

- ¿Cuánto tiempo pretendo dedicar a pensar, comprar, cocinar y organizar mi alimentación?
- ¿Siento que ese tiempo me compensa o me roba energía para otras cosas?
- ¿Estoy adaptando la planificación a mi vida o intentando adaptar mi vida al plan?

Variedad y relación con los alimentos:

- ¿La planificación me ayuda a comer más variado o termino repitiendo siempre lo mismo?
- ¿Me interesa descubrir nuevas recetas y cuento con ello a la hora de planificar?
- ¿Incluyo alimentos que me gustan o solo los que «debería»?
- ¿La planificación mejora mi relación con la comida o la vuelve más rígida?
- ¿Tengo algunos requisitos particulares con los alimentos que incluyo en mi planificación?
- ¿Hay alimentos que quiero evitar? Si es así, ¿por qué?
- ¿Tener en cuenta el disfrute a la hora de planificar es importante para mí?

Impacto emocional y social:

- ¿Cómo me siento emocionalmente cuando pienso en la comida o en organizarla?
- ¿Puedo disfrutar de comer fuera o con otras personas de manera improvisada?

Formas de organizar la comida más allá del clásico menú semanal

Hay muchas maneras de organizar la alimentación sin necesidad de seguir un menú al pie de la letra. La planificación debe ser una herramienta flexible, que se adapte a tus tiempos, a tu energía y, sobre todo, a tu realidad. Al final, **se trata de encontrar la fórmula que te facilite comer suficiente, variado y placentero sin que se convierta en una carga.**

Es interesante si tienes poco tiempo entre semana o no quieres cocinar cada día y puede ayudarte a ahorrar tiempo y energía (tanto eléctrica como mental), así como a disminuir el desperdicio alimentario. Ojo porque puede suponer mucha presión si lo sentimos como obligatorio y requiere tener al menos un par de horas para preparar, cocinar, almacenar y limpiar.

Además, puede llegar a ser muy monótono si no variamos las preparaciones base o si no pensamos combinaciones diferentes y damos espacio al placer. ¡Y cuidado con la salubridad, no todo aguanta en perfecto estado en la nevera varios días!

- **Planificación de lo necesario:** cuando pensamos en planificar parece que debemos tenerlo todo estructurado, pero puede que en tu realidad solo tenga sentido focalizar los esfuerzos en aquellas comidas con las que necesitas cierto apoyo: las que tienes que llevar al trabajo, cenas rápidas, desayunos del día a día... Si es tu caso, **planifica solo esos momentos y deja lo demás abierto a la improvisación**. Esto reduce la carga mental sin sentir que hay que organizarlo todo.

- **Lista de opciones: haz una lista de los platos que te gustan, que sabes preparar y que encajan en tu vida.** Puedes organizarlos por temporadas, por ingrediente principal, por nivel de dificultad, por tiempo de preparación... Así tienes un repertorio al que recurrir y no tienes que pensar de cero. Sería interesante ir añadiendo platos nuevos para que no sea tan repetitivo y para tener más opciones entre las que elegir.

- **La despensa como punto de partida:** hazlo al revés de lo que suele ser común: **revisa tu despensa, tu nevera y tu congelador y organiza desde ahí**. Piensa platos con los

Estas no son recetas mágicas ni modelos cerrados, **son solo formas distintas de organizarse que pueden servirte como punto de partida**. Puede que te funcione una sola o que la clave esté en mezclar varias según el momento. No siempre tenemos el mismo tiempo, energía ni ganas, así que es lógico que la forma de planificar también cambie. Habrá semanas más estructuradas y otras de pura subsistencia, y está bien.

La idea no es encontrar «el método perfecto», sino uno que se adapte a ti y a tu contexto y sus cambios, sin complicarte más la vida.

Tengas el modelo de planificación que tengas, o aunque no planifiques nada, contar con un pequeño kit de emergencia es un recurso inteligente. Básicamente, se trata de tener siempre en casa algunos alimentos que te permitan montar una comida decente sin mucho esfuerzo ni drama: conservas de legumbres o pescado, verduras congeladas y en conserva, huevos, arroz en vasitos, algunas salsas, pasta rápida, pan, algo de fruta que aguante bien… Es ese salvavidas que evita que acabes saltándote comidas o comiendo cualquier cosa por desesperación. Es una estrategia realista que te da margen, te quita presión y te recuerda que comer también puede ser cuestión de logística.

EPÍLOGO
EN LA VIDA REAL PASAN COSAS

Hablar de alimentación puede parecer sencillo, pero cuando rascamos nos damos cuenta de la complejidad del asunto. Queremos «comer bien», pero vivimos rápido. Decimos cuidar el cuerpo, pero a menudo lo maltratamos con dietas imposibles. Asociamos la comida con amor, pero también con culpa. Buscamos placer en lo que comemos, pero nos castigamos por disfrutarlo «demasiado».

Mi intención con este libro era desarmar un poquito esa maraña; entender que la alimentación no es solo un asunto de nutrientes y energía, sino un espejo de cómo vivimos, tanto a nivel individual como colectivo. Es un grito de «ya basta», porque no podemos seguir machacándonos por cada bocado.

Después de todo, si vamos a hablar de comida, más vale hacerlo desde un lugar honesto y amable, desde el cuidado.

Y aquí el **cuidado** no es simplemente una palabra bonita, es **una forma de vida**. Significa reemplazar la exigencia por atención, el control por conexión y la culpa por experiencia y aprendizaje. Significa escuchar al cuerpo, respetar sus señales y no tratar la comida como enemiga. Significa que la coherencia no implica perfección. Pero también va de ampliar esa mirada al entorno, de revisar la forma en la que hablamos de los alimentos y de la corporalidad, de lo que entendemos por estar «sana» o «bien», de la cultura del esfuerzo, de la presión estética.

Porque, al final, cuidarse también es entender que no hay una forma «correcta» de comer. Cada cuerpo, cada contexto y cada momento tienen su manera de nutrirse. Y tal vez el primer paso para «comer mejor» sea aceptar precisamente esto.

Hablar de responsabilidad alimentaria en serio implica también exigir políticas públicas inclusivas, educación alimentaria de verdad y un sistema que haga posible lo que ahora parece un lujo: el acceso igualitario a una alimentación nutritiva, placentera, suficiente y sostenible.

Los retos que quedan son grandes, pero los resolveremos juntas, porque **el futuro del cuidado no pasa solo por individuos más conscientes, sino por comunidades que se cuidan en colectividad**.

Quizá el mayor aprendizaje sea entender que **sanar la relación con la comida no es fácil ni lineal ni definitivo**. No hay un punto de llegada. Hay días en los que se puede escuchar al cuerpo y otros en los que solo se sobrevive. A veces cuidarse es cocinar algo fresco, y otras una cena improvisada. A veces elegimos con calma, otras comemos por inercia, por ansiedad o simplemente porque no hay tiempo. **Y está bien.**

Aprender a comer desde el cuidado no es alcanzar un ideal, sino reconciliarse con la propia imperfección.

Porque, al final, la relación con la comida se parece mucho a la vida: un equilibrio inestable que se rehace cada día, con torpeza, con conciencia y con un poco de compasión.

Y, cómo no, todo este viaje no habría sido igual sin la historia de Marta. Porque Marta no ha sido solo un personaje ficticio que nos ha ayudado a entender algunas cosas sobre alimentación; Marta somos (o hemos sido) todas en algún momento de la vida. Me gusta pensar que ahora vive por sí misma, más allá de estas páginas. **A su manera, ocupando espacio, sin pedir permiso.** A ella, como a ti, le toca seguir su camino. Pero recuerda que siempre estará este libro esperándote, como un lugar al que volver cuando necesites refugio, compañía o simplemente una voz que te recuerde que elegirte también cuenta como avanzar.

AGRADECIMIENTOS

Creo que lo más justo y honesto es empezar los agradecimientos por mí misma; me da igual lo «poco correcto» que sea, pero soy quien se ha dejado el pellejo en este libro. ☺

A mis padres, por haberme brindado siempre la oportunidad de hacer lo que me dé la gana.

A Púa, por enseñarme lo que es el amor más puro e incondicional.

A María Luisa y Amaia, por haberos encontrado y por recibirme siempre con una comida rica y un paseo.

A mi familia, a la que está y a la que por desgracia no, porque, seas como seas, siempre tienes hueco. Sé que estáis y estaríais muy orgullosos de mí.

A Arturo, por ser sostén, incluso en uno de los momentos más difíciles de mi vida.

A Emma, porque siempre vas a ser mi historia más divertida.

A Muri, porque, aunque a veces no haya sido fácil, eres casa.

A mi gente de farmacia, Darío, Sonia, Jenny, Ana y Raquel (también vas en este pack), porque estaré siempre agradecida de que os empeñaseis en ser mis amigos.

A María, Alberto, Raúl e Iván, porque siempre me habéis tratado como familia.

A Anabel, porque, si no hubiésemos coincidido en las prácticas, probablemente ni este libro ni @gazpachodepoleo existirían.

Cómo no, a Ester, porque en poco tiempo has llegado para quedarte. Gracias por las conversaciones y gracias por haber vivido esto tanto como yo.

A Cristina, mi editora, por haber confiado en mí y por haberme dejado siempre tanta libertad. Porque has sufrido y celebrado cada uno de los caracteres de este libro tanto como yo. De corazón, muchas gracias. ♡

A todas mis acompañadas, porque me hacéis el trabajo bonito.

BIBLIOGRAFÍA

Agencia Española de Seguridad Alimentaria y Nutrición (2022), *Recomendaciones dietéticas saludables y sostenibles complementadas con recomendaciones de actividad física para la población española* (informe del Comité Científico). Disponible en: <https://www.aesan.gob.es/AECOSAN/docs/documentos/nutricion/RECOMENDACIONES_DIETETICAS.pdf>.

Alberola, L. (2024), *Suelta la dieta, sana tu cuerpo: libérate de la presión estética y haz las paces contigo*, Bruguera.

Anjum, R. L., S. Copeland y E. Rocca (eds.) (2020), *Rethinking causality, complexity and evidence for the unique patient: A CauseHealth resource for healthcare professionals and the clinical encounter*, Springer. Disponible en: <https://doi.org/10.1007/978-3-030-41239-5>.

Autoridad Europea de Seguridad Alimentaria (2025), «Your nutrition needs». Disponible en: <https://www.efsa.europa.eu/en/safe2eat/your-nutrition-needs>.

Bays, J. C. (2018), *Comer atentos: guía para redescubrir una relación sana con los alimentos*, Kairós.

Belza, M. J., P. González-Recio, S. Moreno-García *et al.* (2024), *Transaludes: salud en personas trans y/o no binarias en España*, Instituto de Salud Carlos III.

Berthoud, H. R. (2006), «Homeostatic and non-homeostatic pathways involved in the control of food intake and energy balance», *Obesity*, 14 (supl. 5), pp. 197S-200S. Disponible en: <https://doi.org/10.1038/oby.2006.308>.

Birch, L. L., y J. O. Fisher (1998), «Development of eating behaviors among children and adolescents», *Pediatrics*, 101 (3 Pt 2), pp. 539-549.

Blundell, J. E., C. de Graaf, T. Hulshof *et al.* (2010), «Appetite control: Methodological aspects of the evaluation of foods», *Obesity Reviews*, 11 (3), pp. 251-270. Disponible en: <https://onlinelibrary.wiley.com/doi/10.1111/j.1467-789X.2010.00714.x>.

Brooks, S., y A. Severson (2022), *How to raise an intuitive eater: raising the next generation with food and body confidence*, St. Martin's Essentials.

Canguilhem, G. (1991), *The normal and the pathological* (traducido del francés por C. R. Fawcett y R. S. Cohen), Zone Books. (Libro original publicado en 1943).

Chan, J. K. N., C. U. Correll, C. S. M. Wong *et al.* (2023), «Life expectancy and years of potential life lost in people with mental disorders: A systematic review and meta-analysis», *eClinicalMedicine*, 65, 102294. Disponible en: <https://doi.org/10.1016/j.eclinm.2023.102294>.

Comisión Europea y Health Promotion Knowledge Gateway (2025), *Food-Based Dietary Guidelines in Europe: Table 7 — recommendations for milk and dairy products for the EU, Iceland, Norway, Switzerland and the UK*. Disponible en: <https://knowledge4policy.ec.europa.eu/health-promotion-knowledge-gateway/food-based-dietary-guidelines-europe-table-7_en>.

Comisión sobre Determinantes Sociales de la Salud (2008), *Subsanar las desigualdades en una generación: alcanzar la equidad sanitaria actuando sobre los determinantes sociales de la salud*, Organización Mundial de la Salud. Disponible en: <https://actionsdg.ctb.ku.edu/wp-content/uploads/SALGADO-Subsanar-las-desigualdades-Resumen-CDSS-2008.pdf>.

Dube, L., J. L. LeBel y J. Lu (2005), «Affect asymmetry and comfort food consumption», *Physiology & Behavior*, 86 (4), pp. 559-567.

EAPN España (2025), *El estado de la pobreza. Seguimiento del indicador de pobreza de la Agenda UE2030. XV Informe anual*. Disponible en: <https://www.eapn.es/publicaciones/611/xv-informe-sobre-el-estado-de-la-pobreza-seguimiento-de-los-indicadores-de-la-agenda-ue-2030>.

Farrar, T., y O. Albizu (trad.) (2021), *Miedo a subir de peso: qué es. Por qué lo tienes. Cómo reprogramarlo*, autoedición.

Fernández, E., y V. Lozada (2023), *Come sin hacer dieta: una nueva forma de entender la nutrición*, Grijalbo.

Foresight Programme (2007), *Tackling obesities: Future choices – International comparisons of obesity trends, determinants and responses – Evidence review*, Government Office for Science of UK. Disponible en: <https://assets.publishing.service.gov.uk/media/5a75b804e5274a4368299722/07-926A2-obesity-international.pdf>.

Gay, R. (2017), *Hambre: memorias de mi cuerpo*, Capitán Swing.

Gil, Á. (dir.) (2024), *Tratado de nutrición. Tomo I: bases fisiológicas y bioquímicas de la nutrición*, Editorial Médica Panamericana. ISBN 978-84-1106-161-2

Gil, Á. (dir.) (2024), *Tratado de nutrición. Tomo III: composición y calidad nutritiva de los alimentos*, Editorial Médica Panamericana. ISBN 978-84-1106-163-6

Gil, Á. (dir.) (2024), *Tratado de nutrición. Tomo IV: nutrición humana en el estado de salud*, Editorial Médica Panamericana. ISBN 978-84-1106-164-3

Gonzalez, A. (2020), *Lo bueno de tener un mal día: cómo cuidar de nuestras emociones para estar mejor*, Planeta.

Halfon, N., K. Larson, M. Lu, E. Tullis y S. Russ (2014), «*Lifecourse health development: Past, present and future*», *Maternal and Child Health Journal*, 18 (2), pp. 344-365.

Huber, M., J. A. Knottnerus, L. Green *et al.* (2011), «*How should we define health?*», *BMJ*, 343, d4163. Disponible en: <https://doi.org/10.1136/bmj.d4163>.

Idler, E. L., e Y. Benyamini (1997), «Self-rated health and mortality: A review of twenty-seven community studies», *Journal of Health and Social Behavior*, 38 (1), pp. 21-37. Disponible en: <https://doi.org/10.2307/2955359>.

Jiménez, L. (2014), *El cerebro obeso: las claves para combatir la obesidad están en el cerebro*, autoeditado.

Kass, N. E. (2001), «An ethics framework for public health», *American Journal of Public Health*, 91 (11), pp. 1776-1782. Disponible en: <https://doi.org/10.2105/AJPH.91.11.1776>.

López-Espinoza, A., A. G. Martinez-Moreno, V. G. Aguilera-Cervantes *et al.* (2018), «Estudio e investigación del comportamiento alimentario: Raíces, desarrollo y retos», *Revista Mexicana de Trastornos Alimentarios*, 9 (1), pp. 107-118. Disponible en: <https://www.scielo.org.mx/scielo.php?script=sci_arttext&pid=S2007-15232018000100107>.

Lupton, D. (1995), *The imperative of health: public health and the regulated body*. Sage Publications.

Marmot, M. (2005), «Historical perspective: the social determinants of disease – some blossoms», *Epidemiologic Perspectives & Innovations*, 2 (4). Disponible en: <https://doi.org/10.1186/1742-5573-2-4>.

Martínez Hernández, J. A. (1998), *Fundamentos teórico-prácticos de nutrición y dietética*, McGraw-Hill Interamericana.

Maslow, A. H. (1943), «A theory of human motivation», *Psychological Review*, 50 (4), pp. 370-396. Disponible en: <https://doi.org/10.1037/h0054346>.

Moreno Esteban, B., S. Monereo Megías y J. Álvarez Hernández (2000), *Obesidad: la epidemia del siglo xxi*, Díaz de Santos.

Noerman, S., U. Nöthlings, D. Ristić-Medić *et al.* (2025), «Multifaceted nutritional science demonstrated through the prism of sugar: A scoping review on sugar intake and association with quality of life in children and adolescents», *European Journal of Nutrition*, 64, 137. Disponible en: <https://doi.org/10.1007/s00394-025-03648-3>.

Obesity Management School (2021), *Curso en Obesidad y Trastornos de la Conducta Alimentaria* (1.ª ed.) [Curso en línea].

Oficina del Alto Comisionado de las Naciones Unidas para los Derechos Humanos (s.f.), *Pacto Internacional de Derechos Económicos, Sociales y Culturales. Naciones Unidas*. Disponible en: <https://www.ohchr.org/es/instruments-mechanisms/instruments/international-covenant-economic-social-and-cultural-rights>.

Organización Mundial de la Salud (1946), *Constitución de la Organización Mundial de la Salud*. Disponible en: <https://www.who.int/es/about/governance/constitution>.

Organización Mundial de la Salud (2025), *Nutrition for a healthy life – WHO recommendations*. Disponible en: <https://www.who.int/europe/news-room/fact-sheets/item/nutrition---maintaining-a-healthy-lifestyle>.

Penzenstadler, L., C. Soares, L. Karila e Y. Khazaal (2019), «Systematic review of food addiction as measured with the yale food addiction scale: Implications for the food addiction construct», *Current Neuropharmacology*, 17 (6), pp. 526-538. Disponible en: <https://doi.org/10.2174/1570159X16666181108093520>.

Phelan, S. M., D. J. Burgess, M. W. Yeazel, *et al.* (2015), «Impact of weight bias and stigma on quality of care and outcomes for patients with obesity», *Obesity Reviews*, 16 (4), pp. 319-326. Disponible en: <https://doi.org/10.1111/obr.12266>.

Pineda, E. (2016), *Bellas para morir. Estereotipos de género y violencia estética contra la mujer*, Prometeo.

Piñeyro, M. (2019), *10 gritos contra la gordofobia*, Vergara.

Porges, S. W. (2017), *La teoría polivagal: fundamentos neurofisiológicos de las emociones, el apego, la comunicación y la autorregulación*, Pléyades.

Puhl, R. M., y C. A. Heuer (2010), «Obesity stigma: Important considerations for public health», *American Journal of Public Health*, 100 (6), pp. 1019-1028. Disponible en: <https://doi.org/10.2105/AJPH.2009.159491>.

Tomiyama, A. J., D. Carr, E. M. Granberg *et al.* (2018), «How and why weight stigma drives the obesity "epidemic" and harms health», *BMC Medicine*, 16, 123. Disponible en: <https://doi.org/10.1186/s12916-018-1116-5>.

Tribole, E., y E. Resch (2021), *Alimentación intuitiva: El retorno a los hábitos alimentarios naturales*, Gaia.

Upshur, R. E. G. (2002), «Principles for the justification of public health intervention», *Canadian Journal of Public Health*, 93 (2), pp. 101-103. Disponible en: <https://doi.org/10.1007/BF03404547>.

Venkatapuram, S. (2011), *Health justice: an argument from the capabilities approach*, Polity Press.

Ventura, A. K., y J. Worobey (2013), «Early influences on the development of food preferences», *Current Biology*, 23 (9), pp. R401–R408. Disponible en: <https://doi.org/10.1016/j.cub.2013.02.037>.

Villanueva, L. (2024), *Nutrición sin dramas: rompe las cadenas de la dieta y mejora tu relación con la comida*, RBA Libros.

Westwater, M. L., P. C. Fletcher y H. Ziauddeen (2016), «Sugar addiction: The state of the science», *European Journal of Nutrition*, 55 (supl. 2), pp. 55-69. Disponible en: <https://doi.org/10.1007/s00394-016-1229-6>.

Williams, D. R., y S. A. Mohammed (2009), «Discrimination and racial disparities in health: Evidence and needed research», *Journal of Behavioral Medicine*, 32 (1), pp. 20-47. Disponible en: <https://doi.org/10.1007/s10865-008-9185-0>.

Wilson, B. (2016), *El primer bocado: cómo aprendemos a comer,* Taurus.

Wolf, N. (2020), *El mito de la belleza,* Continta Me Tienes.

Este libro se terminó de imprimir
el mes de mayo de 2026.